DESEMBARCANDO O SEDENTARISMO

Livros do Autor publicados pela L&PM Editores:

Comer bem sem culpa (com José Antonio Pinheiro Machado e Iotti)
Desembarcando o Colesterol (com Fernanda Lucchese)
Desembarcando o Diabetes
Desembarcando a Hipertensão
Desembarcando o Sedentarismo (com Cláudio Nogueira de Castro)
Dieta mediterrânea (com José Antonio Pinheiro Machado)
Pílulas para viver melhor
Pílulas para prolongar a juventude
Viajando com saúde

Dr. Fernando Lucchese
e Cláudio Nogueira de Castro

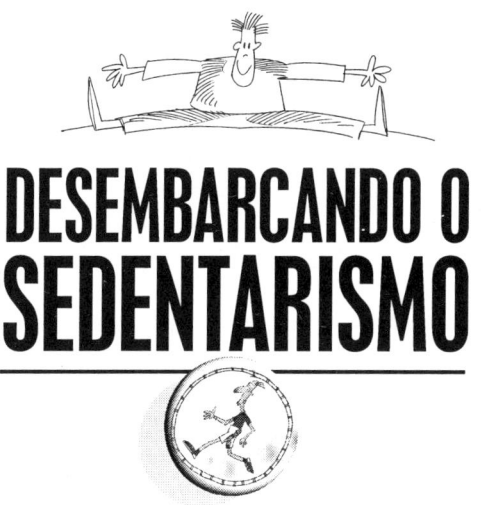

DESEMBARCANDO O SEDENTARISMO

www.lpm.com.br

L&PM POCKET

Coleção **L&PM** Pocket/Saúde vol. 4

1ª edição na Coleção **L&PM** POCKET: novembro de 2003
5ª edição: janeiro de 2006

Capa, projeto gráfico e ilustrações: Marco Cena
Ilustrações dos capítulos 12, 13 e 15 (exercícios): República das Idéias
Revisão: Jó Saldanha e Flávio Dotti Cesa

ISBN: 85.254.1304-6

L934d   Lucchese, Fernando
          Desembarcando o sedentarismo/ Fernando
      Lucchese /e/ Cláudio Nogueira de Castro; ilustrações
      de Marco Cena. -- Porto Alegre: L&PM, 2006.
      160 p. : il. : 18 cm. -- (Coleção L&PM Pocket)

        1.Saúde-Exercício físico. 2.Saúde-Sedentarismo.
      3.Castro, Cláudio Nogueira. 4.Cena, Marco, il. I.Título.
      II.Série.

                                   CDU 614:796.41
                                       796.41:614

Catalogação elaborada por Izabel A. Merlo, CRB 10/329.

© Fernando A. Lucchese, 2003

Todos os direitos desta edição reservados a L&PM Editores
Porto Alegre: Rua Comendador Coruja 314, loja 9 - 90220-180
            Floresta - RS / Fone: 51.3225.5777
Pedidos & Depto. comercial: vendas@lpm.com.br
Fale conosco: info@lpm.com.br
www.lpm.com.br

Impresso no Brasil
Verão de 2006

*Este livro é dedicado aos sedentários,
obesos e outros preguiçosos.*

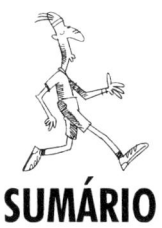

SUMÁRIO

7 **Capítulo 1**
Sedentarismo, nem sempre foi assim

11 **Capítulo 2**
O sedentarismo é prejudicial à saúde !!!

19 **Capítulo 3**
Os benefícios da
atividade física regular

29 **Capítulo 4**
Como classificamos os tipos de
atividade física?

35 **Capítulo 5**
Avaliando nossas limitações

45 **Capítulo 6**
Como funciona o coração?

53 **Capítulo 7**
Como saber se estou no meu peso ideal ?

55 **Capítulo 8**
O que é condicionamento físico
e como alcançá-lo

61 **Capítulo 9**
Como chegamos à freqüência cardíaca de treinamento?

63 **Capítulo 10**
Definindo o padrão de condicionamento físico e índice de massa corpórea

65 **Capítulo 11**
Tabelas de freqüências cardíacas para treinamento por idade e condição física

79 **Capítulo 12**
Alongamentos

85 **Capítulo 13**
Exercícios abdominais tiram a barriga?

91 **Capítulo 14**
Exercitando-se em qualquer lugar

95 **Capítulo 15**
Exercícios para avião, ônibus e automóveis

103 **Capítulo 16**
Qual é a melhor atividade física?

107 **Capítulo 17**
Qual o tipo de exercício mais adequado ao seu temperamento?

111 **Capítulo 18**
Caminhadas

115 **Capítulo 19**
Musculação

123 **Capítulo 20**
Hipertrofia muscular & treinamento físico

127 **Capítulo 21**
Modalidades de exercícios

141 **Capítulo 22**
A fisiologia dos exercícios e as avaliações periódicas

145 **Capítulo 23**
Nutrição & Suplementação alimentar para quem se exercita

151 **Capítulo 24**
Exercícios físicos para indivíduos maduros

157 **Capítulo 25**
A escolha da academia ou clube de ginática

159 **Capítulo 26**
Fatos e mitos sobre a atividade física

163 **Dos autores**

164 **Glossário**

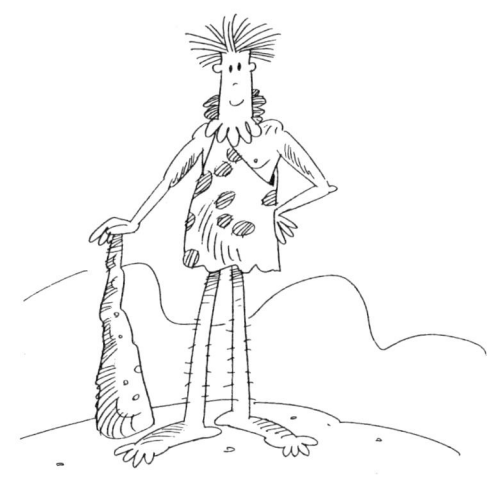

CAPÍTULO 1
Sedentarismo, nem sempre foi assim

❑ O homem primitivo instintivamente saltou e pulou para apanhar alimentos. Caminhou e correu para caçar ou fugir de animais ferozes. Era uma questão de sobrevivência.

❑ Para proteger suas famílias e suas conquistas o homem travou batalhas. Quanto maior o número de guerreiros, mais poder tinha um grupo. Civilizações surgiram e pereceram sob o domínio da força física.

❑ Força física, resistência, agilidade e velocidade eram qualidades humanas muito valorizadas.

- O homem desenvolveu suas habilidades motoras como natação e mergulho. Aprimorou a coordenação e destreza para arremessar, lançar ou golpear o inimigo.

- As relações humanas tornaram-se mais civilizadas e as lutas corporais foram dando lugar a competições físicas (os jogos olímpicos na Grécia Antiga).

- O homem aprendeu a cultivar a terra e confinar animais. Pouco a pouco foi abandonando a vida nômade.

- Mais adiante, a vida do campo foi sendo trocada pelas metrópoles e surgiram a vida urbana, as indústrias e o comércio.

- Descobertas fantásticas como o controle das energias elétrica, hidráulica e mecânica tornaram a vida mais fácil.

- Otimizar o tempo e diminuir ao máximo os esforços físicos passou a ser o objetivo do ser humano. Erroneamente, ainda hoje alguns acreditam nisso.

Hoje é assim:

O avanço tecnológico e as facilidades da vida moderna tornaram a atividade física dispensável e eletiva. O ser humano está ficando sedentário.

Sedentarizando a vida

- ☑ Sedentarizamos nosso trabalho
- ☑ Sedentarizamos nosso lazer
- ☑ Sedentarizamos nossa alimentação
- ☑ Sedentarizamos nossas emoções
- ☑ Sedentarizamos nossas reações
- ☑ Sedentarizamos nossas atitudes
- ☑ Sedentarizamos nossas reuniões de trabalho
- ☑ Sedentarizamos nossas reuniões de família
- ☑ Sedentarizamos nossa vida

- ❑ Sentados com controle-remoto na mão, sequer levantamos para trocar a estação de rádio ou TV.

- ❑ Trabalhamos sentados, nos divertimos sentados no teatro e no cinema.

- ❑ Sentados, prolongamos nossas reuniões de trabalho, nossos encontros de família, nosso "papo" no bar.

- ❑ Além disso há coisas que necessitamos fazer sentados: comer, viajar, descansar...

- ❑ Nossa reação a uma má notícia ou a uma emoção forte é, em primeiro lugar, sentar.

- Ainda sentados, nos comunicamos e interagimos com o mundo, pelo telefone, através dos "teles": tele-entrega, telepizza, tele-tudo. Ou de forma mais sofisticada pela Internet.

- Sentados, compramos e comemos hambúrgueres sem sair do carro. É a nova mania do drive-thru.

- Assim, a inatividade física perpetua-se pela vida.

- Acreditar que NÃO necessitamos de atividade física é um engano.

- Nosso corpo PODE E DEVE estar em movimento a maior parte do tempo.

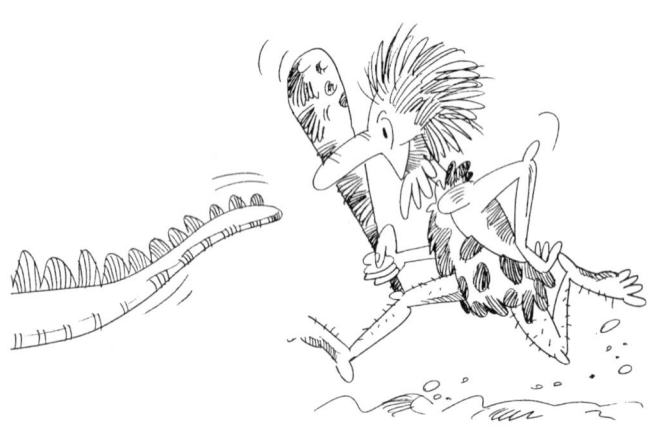

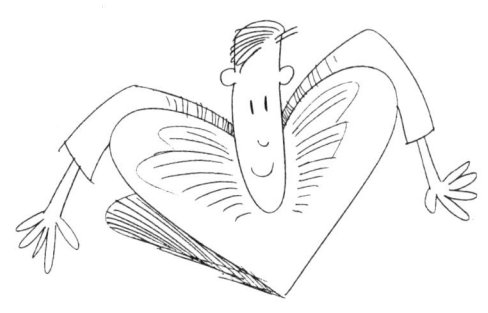

CAPÍTULO 2
O sedentarismo é prejudicial à saúde!!!

TUDO MUDOU?

Tudo, tudo mudou... EXCETO o nosso corpo. Ao deixar de realizar tarefas físicas, o corpo humano perde parte de suas funções, estando sujeito a uma série de alterações em todos os seus sistemas.

❑ O acúmulo de gordura provocado pela inatividade não se manifesta apenas esteticamente. A deposição das gorduras também ocorre no interior de nossos vasos e artérias.

- Essa deposição de gordura dificulta a passagem do sangue por entre as artérias, de maneira semelhante ao entupimento do encanamento e esgoto de uma casa.

- Se o fluxo sangüíneo for dificultado ou interrompido em algum ponto da nossa rede arterial, é provável que o órgão suprido por essa artéria obstruída seja prejudicado, já que é através do sangue que recebemos oxigênio e nutrientes.

- A interrupção do sangue nas artérias do cérebro provoca o derrame, e no músculo cardíaco, o infarto.

- Os vasos sangüíneos responsáveis pela oferta de oxigênio e nutrientes ao músculo cardíaco são chamados de artérias coronárias.

- A obstrução parcial ou total de uma ou mais artérias coronarianas poderá levar o coração ao infarto agudo do miocárdio.

INFARTO DO MIOCÁRDIO é a destruição ou morte de parte do músculo cardíaco, decorrente da interrupção do suprimento de sangue para aquela região.

- Os músculos do corpo inativos provocam dores musculares, lesões nas articulações, na coluna cervical, torácica e lombar. Provocam desgaste das articulações e formação de artroses, com conseqüente perda de movimentos.

❑ Da mesma forma, a menor utilização do sistema cardiovascular diminui a contratilidade do músculo cardíaco e sua eficiência.

❑ O sedentarismo compromete também o sistema respiratório, porque terminamos utilizando apenas uma terça parte de nossa capacidade respiratória.

❑ É como se respirássemos com apenas um terço do nosso pulmão.

❑ Passamos a ser mais suscetíveis a gripes e infecções pulmonares.

❑ Temos menor capacidade física para o exercício. O ar nos falta bem antes do fim do percurso.

❑ O sedentarismo diminui também a imunidade de nosso corpo. Indivíduos sedentários são mais propensos a infecções, câncer, além de infartos.

❑ O sedentarismo aumenta as chances do surgimento de lesões na coluna, osteoporose, hipertensão, diabetes, colesterol elevado e outras doenças.

❑ O sedentarismo associado a OUTROS FATORES DE RISCO pode levar o indivíduo à morte!

Quais são os fatores de risco?

Stress

- A infelicidade e a frustração de quem leva uma vida agitada, com pouco tempo para lazer, a falta de exercícios, instabilidade afetiva e dificuldades econômicas são as causas de stress.

Colesterol

- Colesterol é um tipo de gordura produzido por seu fígado. Ele também está contido em certos alimentos que você come, tais como ovos, carnes e derivados de leite. Quando você come estes alimentos freqüentemente, a taxa de colesterol em seu sangue aumenta.

- O colesterol é transportado no sangue em diferentes tipos de "pacotes", chamados de lipoproteínas.

- No Brasil, utilizamos a mesma nomenclatura que tem origem na língua inglesa. A porção do colesterol LDL (low density lipoprotein = lipoproteína de baixa densidade) **transporta** o colesterol **pelo organismo**, permitindo que ele se deposite dentro dos vasos.

- A porção do colesterol HDL (high density lipoprotein = lipoproteína de alta densidade) **remove** o colesterol **da corrente sangüínea**,

levando-o ao fígado para ser reprocessado.
É uma espécie de faxineiro da circulação.

Quais são os valores adequados para o colesterol?

Colesterol total:
Desejável: inferior a 200

HDL colesterol:
Homens: acima de 45
Mulheres: acima de 55

LDL colesterol:
Desejável: inferior a 130
Em diabéticos: inferior a 100

❏ E, como já vimos, o acúmulo de gorduras ou colesterol pode obstruir as artérias.

❏ É bom lembrar que o exercício físico regular diminui o colesterol total e aumenta a fração de HDL e, com isso, reduz a probabilidade de obstrução arterial, infarto e derrame.

Hipertensão

❏ A hipertensão é uma doença silenciosa assim como o diabetes, que pode passar despercebido por não apresentar sintomas.

❏ Dados estatísticos dão conta de que 10 a 15% dos brasileiros são hipertensos, ou seja, há 25 milhões de hipertensos no Brasil.

- Não basta apenas uma medida de pressão arterial para determinar que uma pessoa é hipertensa ou não.

- Para afirmarmos que alguém tem hipertensão arterial, ele deve apresentar uma pressão acima de 140x90mmHg (milímetros de mercúrio), medida em repouso e confirmada em três vezes consecutivas em visitas médicas.

Seqüência Explosiva

- Com a inatividade, o corpo vai ficando progressivamente preguiçoso.

- Como conseqüência, ficamos cada vez mais tensos.

- A ansiedade nos deixa em estado constante de alerta, desatentos e intolerantes.

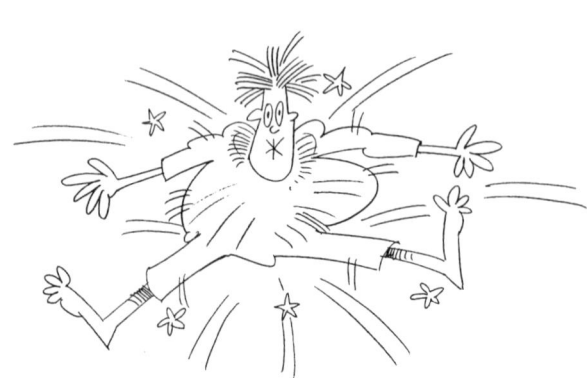

- ❑ Os relacionamentos no âmbito familiar e profissional se estremecem. Entramos em crise e desenvolvemos "neuroses".

- ❑ Estressados, agitados ou deprimidos, nestas horas, quantos de nós não corremos para fumar ou beber na tentativa ilusória de relaxar.

- ❑ Surgem dores musculares e o cansaço físico é generalizado. Não existe mais qualidade de sono.

- ❑ Sem qualidade de sono e sem energia, já acordamos visivelmente cansados, sem motivação e, conseqüentemente, diminuímos nossa produtividade.

- ❑ A auto-estima desaparece.

- ❑ Meio-dia, correria, lanche de pé em vez de almoço.

- ❑ Para diminuir a tensão e a ansiedade, comemos grande quantidade de alimentos, muitas vezes carregados de frituras e com péssima mastigação. Com a "barriga cheia", seguimos a "batalha" diária.

- ❑ No jantar, queremos compensar o almoço corrido e comemos calmamente como uns "loucos".

- ❑ Depois disso, em vez de caminharmos fazendo a digestão e/ou batermos um papo, nos sentamos calados na frente da TV, à espera de sono.

> **Esta seqüência é a verdadeira bomba relógio**
>
> Inatividade - Dores Musculares - Stress - Dieta Irregular e Não-Balanceada - Elevação do Colesterol - Obesidade Baixa Produtividade - Impotência - Baixa Auto-Estima Bebida Alcoólica - Má Qualidade de Sono - Tabagismo Hipertensão - Infarto Agudo do Miocárdio - Morte Súbita !!!!
>
> Você conhece alguém nesta situação?
> Como? Você mesmo?

Saia correndo desta condição!

Alguns fatos científicos para você se convencer

- ❏ Para que se tenha uma idéia, um levantamento realizado nos Estados Unidos indica que ocorrem cerca de 250 mil mortes anuais associadas à falta de atividade física regular.

- ❏ Em estudo publicado no Archives of Internal Medicine, de 1999, pesquisadores da Faculdade de Medicina de Harvard (EUA) demonstraram que mulheres de meia-idade que praticam exercícios físicos pelo menos 1 hora por dia podem ter uma redução de até 20% no risco de câncer de mama.

- ❏ Outra pesquisa da Faculdade de Saúde Pública, também de Harvard (EUA), mostrou que aqueles que cultivaram o hábito de subir pelo menos três lances de escada semanalmente reduziram em 50% as chances de terem câncer de pulmão.

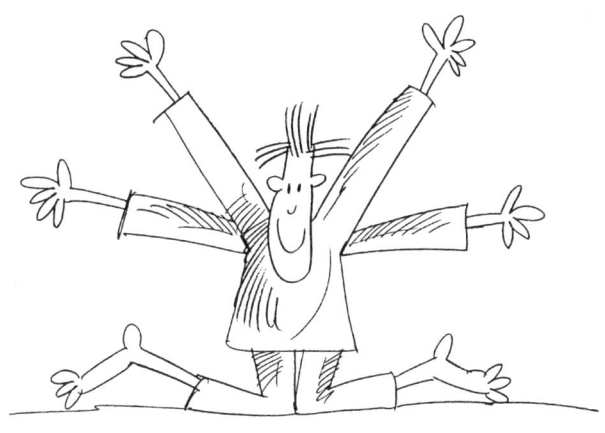

CAPÍTULO 3
Os benefícios da atividade física regular

❏ O exercício físico é benéfico para todos, desde que seja regular e correto.

❏ Para um bebê é a natação, para um adulto é a caminhada, a esteira, a bicicleta. Cada indivíduo tem o seu exercício correto e a sua intensidade ideal.

❏ A disciplina e a regularidade nos exercícios garantirão o sucesso e os benefícios de uma vida fisicamente ativa.

Benefícios para o coração

❑ Melhora a força de contração do músculo cardíaco, deixando-o mais eficiente.

❑ A atividade física regular leva a uma diminuição da Freqüência Cardíaca (FC) em repouso (bradicardia).

❑ Isto é, a cada batimento, o coração do indivíduo ativo impulsiona mais sangue com oxigênio e nutrição para as células do corpo.

❑ Desta maneira, realiza o mesmo trabalho físico que um sedentário, mas com menor esforço para o coração. Trabalho mais eficiente!

❑ Por isso, sempre ouvimos falar que os atletas têm um menor batimento cardíaco do que as pessoas sedentárias. Seu coração é mais eficiente, pode bater menos e executar o mesmo trabalho.

❑ Após a atividade física, o indivíduo treinado retorna mais rapidamente à FC de repouso.

❑ Seu metabolismo é mais sensível à ação das catecolaminas (adrenalina e noradrenalina) — hormônios secretados pela glândula supra-renal que elevam os batimentos cardíacos.

> **O que é glândula supra-renal e o que fazem seus hormônios**
> *São duas glândulas situadas como um chapéu em cima de cada rim. São responsáveis pela secreção da adrenalina, hormônio responsável pelo sistema adrenérgico que nos protege das agressões externas e ao mesmo tempo nos coloca em guarda para o ataque. Adrenalina é o hormônio do stress, que tem um lado positivo e outro negativo. Ao nos estressarmos, nosso coração dispara, nossa boca fica seca, nossas mãos ficam úmidas, nosso intestino ronca. Tudo pela ação da adrenalina.*

❑ Isso quer dizer que, com menos concentração destes hormônios, os indivíduos treinados atingem as FCs necessárias para o desenvolvimento de uma tarefa física e, ao encerrar o exercício, voltam mais rapidamente à condição metabólica de repouso.

> **O que é exercício aeróbio?**
> *Calma, você verá em seguida, algumas páginas adiante.*

Benefícios para as artérias

❑ O exercício aeróbio regular melhora o comportamento da pressão arterial, tanto em atividade quanto em repouso.

❑ Quer dizer que as artérias passam a ser mais flexíveis, facilitando a circulação do sangue.

❑ A atividade física utiliza gordura como fonte de

energia, assim, menos gordura é acumulada em nosso corpo.

❑ O exercício reduz o colesterol total e aumenta o HDL, que é conhecido como o bom colesterol.

❑ Menos gordura é depositada nas paredes das artérias, formando menos ateromas.

Ateromas são placas de gordura que dificultam a passagem do sangue nas artérias e terminam por ocluí-las.

❑ Ateromas vão gerar o infarto, ao ocluírem as artérias coronárias, e os derrames cerebrais, ao obstruírem as artérias do cérebro.

❑ O exercício, portanto, retarda a formação de placas de ateroma nas artérias, doença chamada de aterosclerose.

❑ O exercício retarda os efeitos da aterosclerose.

Aterosclerose é o processo degenerativo que ocorre na parede das artérias, quando se formam ateromas que provocam a perda de elasticidade e endurecimento delas e até ulcerações, verdadeiras feridas na luz interna do vaso.

❑ A aterosclerose é a maior epidemia de todos os tempos. Mata nos Estados Unidos 1,2 milhão de pessoas por ano (equivalente a uma cidade do tamanho de Porto Alegre).

- Aqui no Brasil são 600.000 por ano, o equivalente à população de Ribeirão Preto.

Para os músculos e coluna

- Os exercícios garantem a manutenção de uma boa postura.
- Fortalecem os músculos e articulações.
- Aumentam a força e a resistência muscular.
- Este tônus muscular garantirá a sustentação das colunas cervical, torácica e lombar.
- Os indivíduos com a musculatura tonificada têm menos chances de ter lesões no seu dia-dia e na prática de exercícios físicos.
- Têm menos fraturas.
- Têm menos flacidez no corpo.
- Têm melhor definição muscular.
- Têm menor incidência de osteoporose.

Na capacidade física ou funcional

- Capacidade física é o mesmo que capacidade funcional, o mesmo que preparo físico ou condicionamento físico.

- O exercício aumenta o fôlego. Isto quer dizer: aumenta a capacidade física melhorando o consumo de oxigênio (VO_2 máx.) pelos tecidos de todo o corpo.

> *Consumo de oxigênio (VO^2 máx.) é: a capacidade que o organismo tem de captar e utilizar o oxigênio do ar que está inspirando para seu metabolismo.*

- O exercício aumenta e torna mais eficiente o transporte de oxigênio e nutrientes aos músculos em atividade contrátil.

- Aumenta o número e o tamanho das mitocôndrias, que são estruturas dentro da célula onde se dá o processo de queima do oxigênio pelo organismo. É um tipo de usina celular ou câmara de combustão.

- O exercício, portanto, faz com que o oxigênio seja mais bem aproveitado pelo organismo, aumentando nossa capacidade metabólica.

Efeitos psicológicos

- Os maiores benefícios do exercício ocorrem surpreendentemente na área psicológica.

- O exercício melhora a auto-estima.

- A partir do momento em que uma pessoa se conscientiza da importância e dos benefícios dos exercícios, está visivelmente querendo investir em si, em sua imagem, em sua vida futura.

❑ Quem está se exercitando regularmente não tem tempo para a depressão.

❑ Quem se exercita regularmente não alimenta vícios.

❑ Iniciar a exercitar-se é uma boa maneira de parar de fumar, de comer menos, de ter maior prazer na vida.

❑ O exercício alivia as tensões da vida profissional. Até aquele chefe chato fica mais suportável depois de uma hora de caminhada.

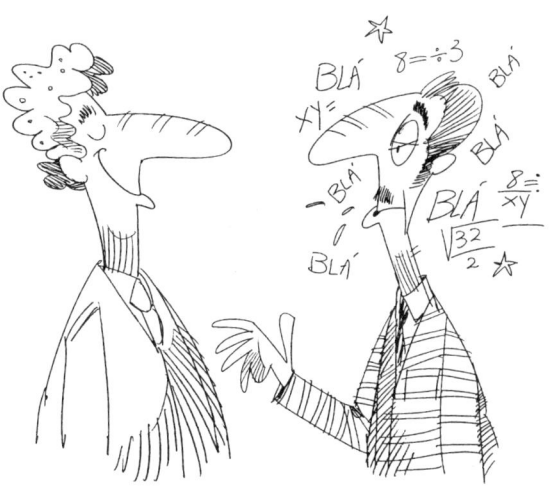

- O exercício melhora o desempenho sexual. Você não acredita? Pergunte aos atletas.

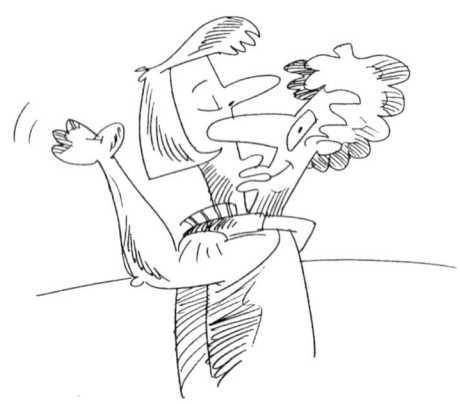

- Utilizamos os exercícios como forma de "descarregar" as tensões do cotidiano.

- Ao exercitar-se, você cria um tempo para si mesmo. Tempo para pensar no presente, tempo para sonhar com o futuro e para esquecer os problemas do passado.

- Mesmo que tenha acabado de ingressar em um programa de atividades físicas e ainda não tenha emagrecido, ainda não se sinta mais forte ou com mais fôlego, você já aumentou sua motivação e auto-estima. O importante agora é perseverar.

- Pela diminuição do stress e a prazerosa sensação causada pela liberação de endorfina durante o exercício, seguramente você terá uma melhor qualidade de sono.

❑ Você, se exercitando, finalmente está dispondo de tempo para si. Além de estar buscando melhorar sua saúde física e mental, é mais dono do seu nariz. Parabéns!

❑ **Provavelmente, o exercício fará você sentir-se uma pessoa mais bonita, mais jovem, mais saudável e, portanto, mais feliz.**

> Agora, já conscientizados, começamos a desembarcar mentalmente o sedentarismo

Lembre-se

❑ Conscientização não é correr para a academia só em setembro para ficar bonito para o próximo verão!!!

❑ O que queremos propor é uma mudança em seu estilo de vida. Uma mudança durável.

❑ A motivação e a disciplina são fundamentais: todo mundo sabe que os indivíduos que realizam atividades físicas esporadicamente sofrem mais riscos que os que nada fazem.

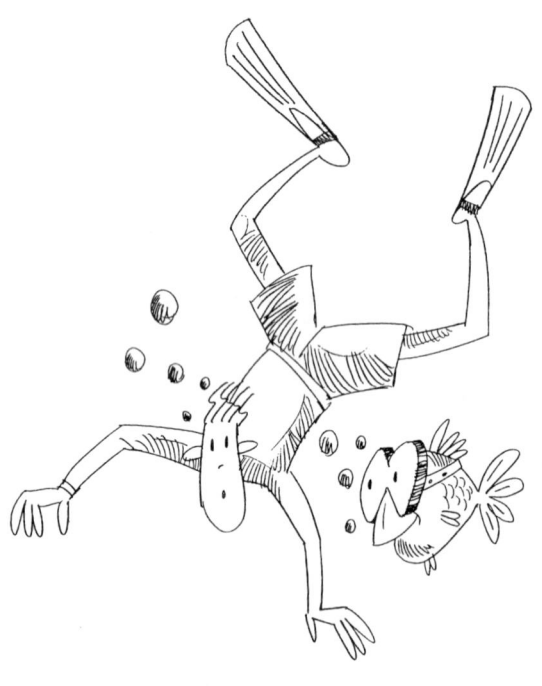

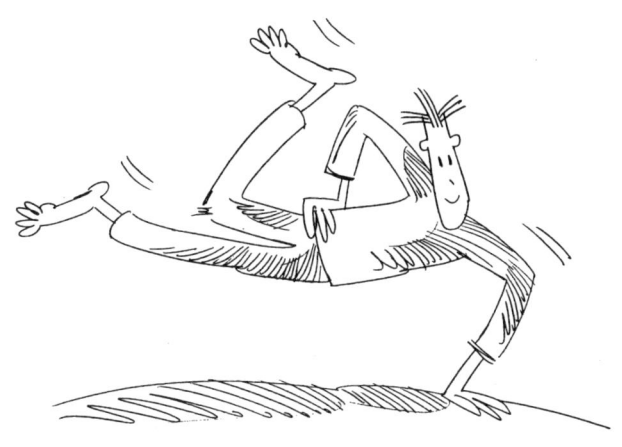

CAPÍTULO 4
Como classificamos os tipos de atividades físicas?

❑ As atividades físicas podem ser divididas, de acordo com o tipo de potência desenvolvida, em: **AERÓBIAS, ANAERÓBIAS, MISTAS**.

Além disso, é importante considerar os exercícios de **FLEXIBILIDADE**.

Exercícios aeróbios ou cardiovasculares

❑ Servem para melhorar a função do coração e do pulmão, queimar calorias, baixar a pressão arterial, o colesterol e o nível de stress.

- Este tipo de atividade costuma ser mais lento, mais rítmico, de intensidade moderada e de longa duração, e, por isso mesmo, mais adequado ao treinamento de indivíduos sedentários.

- A partir de 30 minutos, este tipo de exercício começa a consumir gordura corporal para utilizar como energia. É o exercício para quem quer emagrecer.

- Evidentemente, são gastas calorias desde o primeiro movimento produzido pelo corpo; entretanto, até 30 minutos, as fontes energéticas utilizadas são as existentes no próprio sangue ou nos músculos.

- Começa-se consumindo os depósitos de glicogênio armazenados nos músculos, passando depois para a glicose circulante, a glicose hepática, para, finalmente, serem consumidas as gorduras.

- Só em último lugar e quando o processo de consumo já estiver muito intenso é que se inicia a utilização de proteínas.

- **Exemplo de exercícios AERÓBIOS:** cicloergômetro (bicicleta), esteira ergométrica, caminhada, ciclismo, natação, corrida de resistência, hidroginástica, subir escadas, dançar, limpar o jardim, varrer, etc. É o equivalente à potência desenvolvida pelo motor de popa de um barco, que tem baixa rotação e longa duração.

Exercícios anaeróbios

❑ São indicados para desenvolver condicionamento e força muscular.

❑ São movimentos, na maioria das vezes, de "explosão". Têm como características muita intensidade e curta duração.

❑ **Exemplo de exercícios ANAERÓBIOS**: um chute em uma bola de futebol, uma cortada no vôlei, uma corrida de 100m, um salto ou uma série de 10, 20 ou 30 repetições de um exercício de musculação. Outros exemplos são levantamento de pesos, abdominais, flexões ao solo, exercícios de barra. É o equivalente à potência desenvolvida pelo motor de Fórmula 1, que tem grande rotação e curta duração.

Exercícios de potência mista

❑ São aqueles em que ambas as potências são solicitadas, como veremos no exemplo a seguir.

❑ Exemplo de exercícios de potência MISTA: ao jogar uma partida de futebol, vôlei ou basquete, utilizamos ambas as potências. Corremos com toda velocidade por uns instantes e depois nos deslocamos com intensidades menores.

Exercícios de flexibilidade

❑ Servem para aumentar a mobilidade corporal, a flexibilidade das articulações e músculos, promover o relaxamento muscular e reduzir o stress. São exercícios aeróbios ou anaeróbios, que aumentam a amplitude articular, facilitando a perfusão sangüínea dos tecidos.

❑ **Exemplo de exercícios de FLEXIBILIDADE:** são os melhores exemplos os exercícios de alongamento e a yoga.

Tipo de atividade e calorias queimadas por hora	
Boliche	175
Pescar com carretilha	195
Golfe (carregando tacos)	375
Cavalgando a trote	430
Patins em linha	400
Frescobol	630
Scuba diving	580
Esquiar (morro abaixo)	400
Esquiar *(cross country)*	580
Futebol	570
Squash	660
Natação *(crawl)*	540
Tênis de mesa (pingue-pongue)	300
Tênis (dupla)	270
Tênis (simples)	435
Voleibol	340
Esqui aquático	465
Dança	300
Caminhar com pressa	300

- Devemos consumir entre 1.000 e 2.000 calorias por semana, através do exercício.

- Pesquisadores afirmam que períodos mais curtos de exercícios produzem resultados melhores. Assim, melhor do que caminhar 3 vezes por semana durante uma hora é caminhar todos os dias 30 minutos.

- Dez minutos aqui e ali terminam dando resultado final semelhante. Falta de tempo, portanto, não é desculpa.

- Seu edifício pode proporcionar uma área de exercício que você nem imagina: as escadas. Esqueça o elevador.

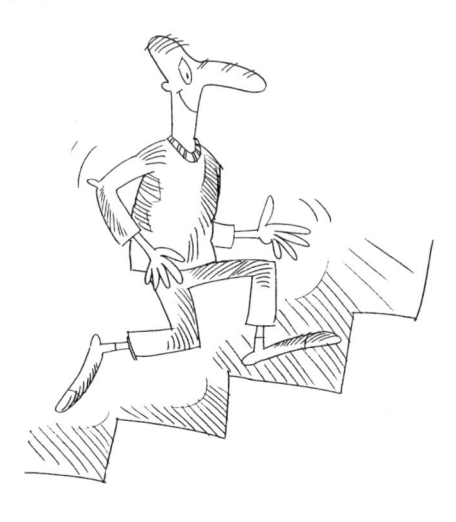

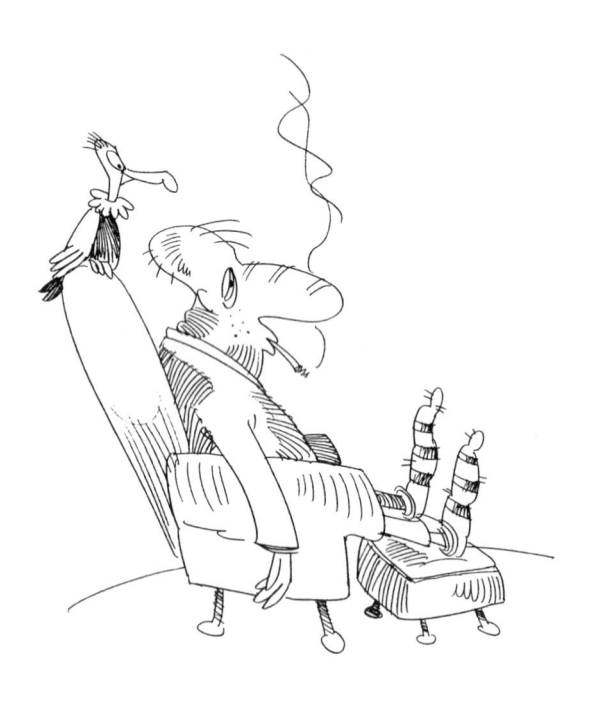

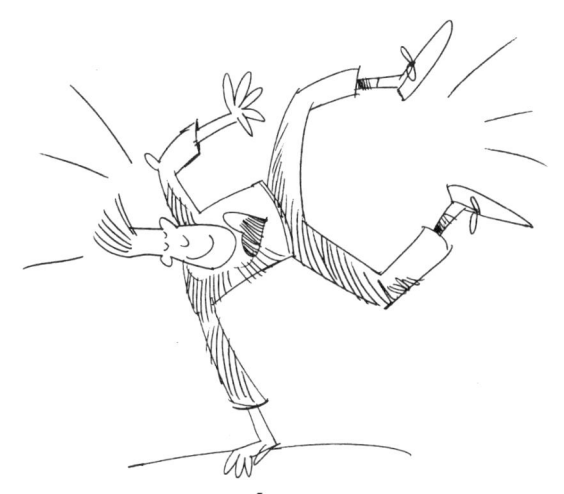

CAPÍTULO 5
Avaliando nossas limitações

Antes de começar

Questionário de alerta:

1. Algum médico já lhe disse que você tem um problema cardíaco e só deve realizar atividade física supervisionada?
2. Você sente dores no peito ao se exercitar? Sentiu no último mês?
3. Você se desequilibra quando se exercita?
4. Você é portador de algum problema ósseo ou articular?
5. Você toma algum medicamento para pressão arterial ou coração?

6. Conhece alguma outra razão que o impeça de realizar atividade física?

Se a alguma dessas perguntas você respondeu "sim", procure fazer uma avaliação médica antes de iniciar os exercícios.

Tudo começa por um checkup

❏ Você já está convencido do benefício do exercício. Agora, o primeiro passo é submeter-se a um checkup para conhecer suas reais condições.

❏ Inicialmente, busque a orientação de seu médico de confiança. Ele irá examiná-lo, medir sua pressão arterial, perguntar-lhe sobre suas possibilidades de exercitar-se, sobre seus limites físicos, sua alimentação, doenças prévias, etc.

❏ Em seguida, seu médico solicitará alguns exames e, com base nos resultados, decidirá qual o melhor exercício para você.

❏ A avaliação clínica e a postural são muito importantes no contato inicial, mas a avaliação cardiológica é seguramente indispensável para planejar os exercícios.

❏ No eletrocardiograma de esforço, exame também conhecido como teste ergométrico, o médico vai comparar o seu traçado eletrocardiográfico durante o esforço e em repouso para decidir se você é sadio e tem condições de exercitar-se.

Programa eficiente de checkup

- Desde cedo, mesmo antes dos 20 anos, interesse-se em saber qual é a sua pressão arterial.

- Procure observar doenças que ocorrem e ocorreram em seus familiares.
    Informe-se sobre elas.

- Analise seus riscos genéticos.
    Observe em qual idade seus familiares apresentaram doenças.

- Imagine-se prevenindo todas as doenças que você conhece.
    Pense no assunto.

- A presença de uma doença modifica a periodicidade e o conteúdo das sugestões abaixo. Siga a orientação de seu médico.

Antes dos 30 anos
- É rara a manifestação de qualquer doença nesta faixa etária. Por isto, os checkups podem ser espaçados (5 em 5 anos), com número mais reduzido de exames e motivado principalmente

pela presença de fatores de risco, especialmente genéticos.

- Checkup deve sempre ser orientado por um médico. A lista de exames e procedimentos anexos é apenas uma sugestão para sua informação. Não faça checkup independentemente do seu médico.

Antes dos 30 anos, faça checkup se:
- For fumante há mais de 3 anos;
- Familiares diretos tiverem sofrido infarto;
- Familiares diretos forem hipertensos;
- Familiares diretos apresentarem câncer precocemente;
- Familiares diretos forem diabéticos.

Exames imprescindíveis:
- Anamnese (história clínica);
- Exame físico;
- Medida da pressão arterial;
- Peso x Altura;
- Glicose;
- Hemograma;
- Colesterol, HDL, LDL;
- Triglicerídeos;
- Ácido úrico;
- Rx tórax;
- Marcadores virais (HIV, hepatites B e C).

Periodicidade: a cada 3 anos.

Depois dos 30 e antes dos 40, faça checkup se:
- Fumar;
- For sedentário;
- Tiver antecedentes familiares de doença cardíaca;
- Tiver vida "estressante";
- Tiver familiares diretos com hipertensão;
- Tiver familiares diretos com câncer;
- Tiver familiares diretos com diabete;

Exames imprescindíveis:
- História clínica;
- Exame físico;
- Medida de pressão arterial;
- Relação peso/altura;
- Glicose;
- Creatinina e uréia;
- Colesterol, HDL, LDL;
- Triglicerídeos;
- Hemograma;
- Ácido úrico;
- Exame comum de urina;
- Teste ergométrico;
- Marcadores virais (HIV, hepatites B e C)

Periodicidade: a cada 2 anos.

Depois dos 40 e antes dos 50
- Fazer o checkup anual, não importando a presença ou não de fatores de risco pessoais ou familiares.

Exames importantes:
- História clínica;
- Exame físico;
- Medição de pressão arterial;
- Relação peso/altura;
- Glicose;
- Uriacreatinina;
- Hemograma;
- Colesterol, HDL, LDL;
- Triglicerídeos;
- Ácido úrico;
- Marcadores virais (HIV, hepatites B e C);
- Rx tórax;
- Teste ergométrico;
- Ecocardiograma;
- Ecografia abdominal;
- Ecografia de carótidas;
- Revisão urológica — toque retal.

A critério de seu médico, acrescente:
- Provas de função de tireóide (T3, T4, TSH);
- Provas de função hepática;
- Provas de função pulmonar;
- Eletrólitos (sódio, potássio, cloro, cálcio, ferro, magnésio);
- Indicadores de tumores (PSA — Antígeno Prostático Específico, alfafetoproteína, antígeno carcino-embriônico).

Para mulheres:
- Exame ginecológico com avaliação hormonal;

- ❏ Dosagem de hormônios femininos;
- ❏ Mamografia.

Após os 50 anos:
- ❏ Faça o mesmo checkup anual dos 40 anos;
- ❏ Acrescente a cada 5 anos, a critério do seu médico: densitometria óssea (para detectar osteoporose).

Para mulheres:
- ❏ Revisão ginecológica com avaliação hormonal, dosagem de hormônios femininos e mamografia.

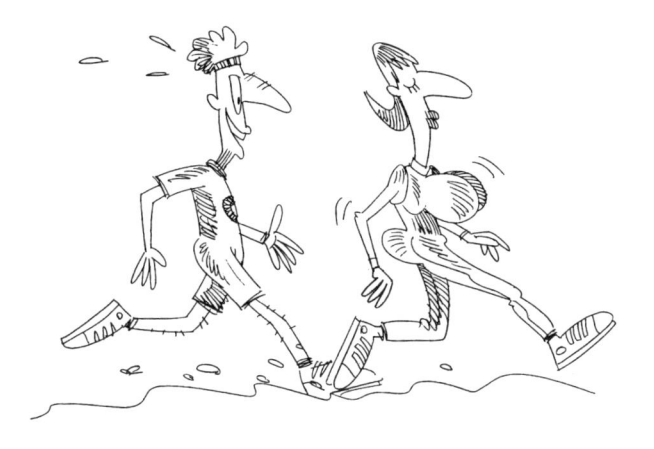

Alguns exames devem ser repetidos mais freqüentemente, a critério de seu médico, e principalmente se estiverem alterados. Por exemplo, os de colesterol e triglicerídeos é aconselhável que sejam repetidos a cada 3 meses, pelo menos.

> **O que o seu teste ergométrico vai nos informar**
> 1. Freqüência cardíaca e seu comportamento durante o exercício, determinando qual é o número de batimentos cardíacos ideal para o seu treinamento físico.
> 2. Comportamento da pressão arterial durante o exercício, verificando se a elevação está de acordo com os padrões normais.
> 3. Nível de capacidade física existente medido pelo tempo de permanência na esteira durante o esforço progressivo. A isto chamamos de Consumo de oxigênio.
> 4. Comportamento do eletrocardiograma durante o esforço.

❑ Depois de ter sido liberado pelo médico, você poderá levar o resultado destes exames à coordenação de uma academia ou para o seu professor de educação física.

❑ A interpretação dos resultados é que irá determinar a intensidade da atividade física, evitando superestimar ou subestimar sua capacidade física.

❑ O exercício físico não deve ser prescrito como uma "receita de bolo" que vale para todos.

- O respeito à sua individualidade biológica é fundamental. Isto trará segurança e objetividade no seu treinamento, seja ele de caráter competitivo, terapêutico ou recreacional.

- Nem sempre teremos por perto um profissional da área de saúde quando estivermos realizando um exercício. Portanto, é bom que tenhamos um pouco mais de conhecimento acerca do comportamento fisiológico do nosso corpo durante uma prática de atividade física ou desportiva.

- Sabemos que é através das atividades físicas que exercitamos o coração, as artérias, os músculos e articulações.

- Com os exercícios, ganhamos fôlego e utilizamos a gordura como fonte de energia.

- É dessa forma que combatemos a obesidade, a elevação do colesterol e triglicérides e as doenças coronarianas.

- Entendemos também que a atividade física regular melhora as funções cardíacas, tornando-as mais eficientes, e assim passamos a ter um coração mais forte.

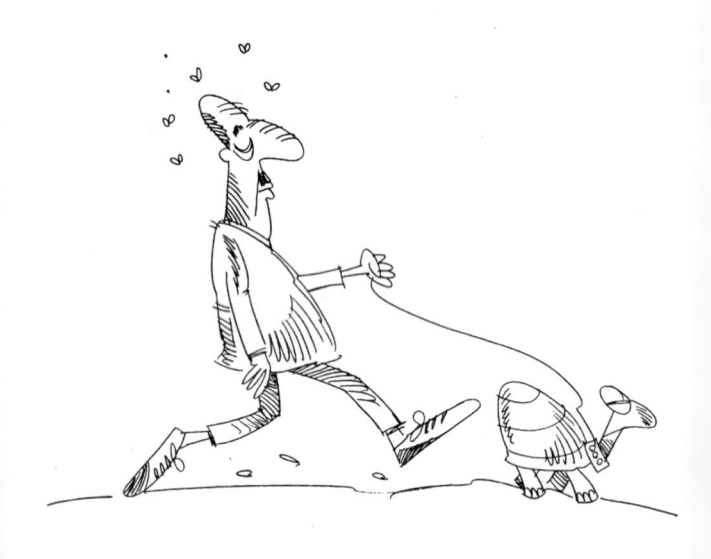

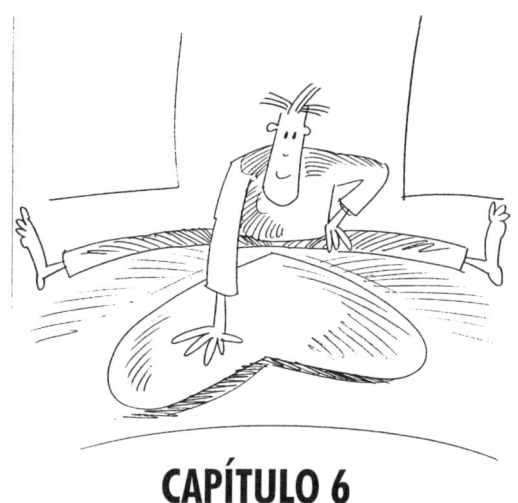

CAPÍTULO 6
Como funciona o seu coração?

❏ A função do coração é bombear sangue para várias partes do nosso corpo.

❏ A eficiência do coração não é medida pelo número de vezes que ele bate, mas pela quantidade de sangue que consegue bombear em cada batimento (chamamos isso de débito cardíaco).

O que é débito cardíaco?
Ao contrário do que parece, não é uma operação comercial realizada com o coração. É somente a quantidade de sangue que o coração ejeta por minuto, fazendo-o circular por todo o corpo. Corresponde a aproximadamente 5 litros por minuto em um indivíduo adulto.

❏ Em outras palavras: um coração exercitado necessita bater menos vezes para cumprir sua tarefa de bombear sangue. Ou seja, trabalha melhor com menos esforço.

Para que o coração bombeia sangue?

❏ O sangue bombeado pelo coração transporta com ele uma grande quantidade de oxigênio e nutrientes que serão responsáveis pela respiração e nutrição celular de todos os órgãos e músculos do nosso corpo.

❏ Este sangue oxigenado é levado para todo o corpo pelas artérias.

❏ O sangue também é responsável pelo transporte de gás carbônico e toxinas, que são resíduos do metabolismo celular de todas as partes do nosso corpo.

❏ Estes resíduos são levados pela circulação venosa através das veias.

❏ As veias são vasos mais superficiais, visíveis nos braços, e levam o sangue de volta para o coração.

❏ As artérias são mais profundas e pulsam. São acessíveis nos pulsos, no pescoço, nas virilhas.

❏ Do coração, este sangue venoso é encaminhado para o pulmão para realizar a troca do gás carbônico pelo oxigênio.

❏ Depois da troca, o sangue retorna mais uma vez para o coração e em seguida é bombeado para todo corpo, começando tudo outra vez.

As artérias

❏ As artérias são tubulações elásticas que, através da onda de pulso, auxiliam a empurrar o sangue, facilitando a circulação sangüínea.

❏ Como vimos anteriormente, os ateromas dificultam e podem até obstruir a passagem do sangue nas artérias.

❏ Estes ateromas vão se acumulando e fazendo com que as artérias percam a elasticidade. É a aterosclerose, sobre a qual já falamos.

❏ Com a perda parcial da elasticidade das artérias, o sangue tem mais dificuldade para circular.

❏ Podemos então dizer que a pressão arterial nada mais é que a resistência exercida pelas paredes das artérias.

A pressão arterial

❏ A pressão arterial não é constante, ela sofre a ação de diversos fatores, tais como: idade, peso, estado emocional.

❏ Também varia durante o repouso e o esforço.

- A pressão arterial popularmente conhecida como máxima chama-se de SISTÓLICA, e a mínima, de DIASTÓLICA.

- As pressões SISTÓLICA e DIASTÓLICA são medidas pelo aparelho de pressão (esfignomanômetro). A unidade de medida é o milímetro de mercúrio (mmHg).

- A Organização Mundial de Saúde (OMS) coloca como padrão de normalidade para a pressão arterial SISTÓLICA (máxima), em condição de **REPOUSO**, cifras iguais ou inferiores a 140mmHg, e para a pressão arterial DIASTÓLICA (mínima), iguais ou inferiores a 90mmHg.

- O que costumamos dizer: 14/9 ou 140/90mmHg.

- Recentemente, cifras ainda mais baixas são recomendadas pela Associação Americana de Cardiologia.

- Em situações de **ESFORÇO** a pressão poderá chegar até 22/9 ou 220/90mmHg, e a maneira mais correta de se verificar isto é através do exame ergométrico.

- Interpretar a resposta da pressão arterial durante o esforço, ou após, é competência de profissionais de saúde treinados para isso, os quais seguem padrões internacionais.

- É comum ouvir pessoas afirmando: MINHA PRESSÃO É SEMPRE 120/80. Isto não é verdade, pois a pressão arterial normalmente oscila.

- Seja 120/80, 100/60, 110/70, 130/80, 140/80. O importante é que ela esteja dentro dos padrões tidos como normais (em REPOUSO, até 140/90mmHg).

- Freqüentemente nos pedem para "tirar" a pressão. Não é correto.

- A pressão arterial nós podemos medir, verificar ou aferir. Estes são os termos corretos.

A freqüência cardíaca (FC)

- O coração é um órgão automático com comando próprio, integrado aos demais órgãos, atendendo às suas necessidades.

- A função do coração é involuntária, não conseguimos comandá-lo.

- A medida do número de vezes que o coração bate por minuto é chamada freqüência cardíaca (FC).

- Ao longo da vida, o coração bate aproximadamente 70 vezes por minuto, 24 horas por dia, 7 vezes por semana, 52 semanas por ano, durante aproximadamente 70 anos.

- Ao longo de sua vida, seu coração baterá pelo menos 220 bilhões de vezes.

- A FC é um excelente parâmetro para verificarmos se a intensidade de nossa atividade física está acima, dentro ou abaixo da faixa ideal de treinamento.

- O local apropriado para medir a FC é na artéria radial, na altura do nosso punho.

- É comum medir-se a FC também na artéria carótida (no pescoço).

- Este procedimento não é o mais indicado. Nesta região estão localizados os seios carotídeos, que são sensores de pressão que, quando comprimidos, podem variar pressão e FC.

- Pelos mesmos padrões internacionais referidos para a pressão arterial, a FC de REPOUSO ideal deverá estar entre 60 e 99 batimentos por minuto (bpm).

- Acima de 99bpm chamamos de taquicardia, e abaixo de 60 chamamos de bradicardia.

❏ A FC e a pressão arterial podem ser influenciadas por fatores externos: pela ação de medicamentos, pelo exercício, pela temperatura corporal, etc.

❏ A idade também influencia. Quanto mais velhos somos, menos bate o nosso coração.

❏ Já aprendemos que o exame ergométrico é a avaliação inicial das condições do nosso coração. É ele que vai determinar a faixa de FC ideal para nossa atividade física.

❏ Entretanto, existe uma fórmula simples para chegarmos a um valor aproximado de FC ideal por faixa etária. (Você vai ver adiante, no capítulo 9).

Pressão arterial e freqüência cardíaca

❏ Como já vimos, durante a prática de atividade física, a pressão sistólica terá elevação proporcional à FC, podendo chegar até 220mmHg, dependendo da intensidade do esforço.

❏ Já a pressão diastólica não deverá sofrer muita variação. O ideal é que ela não ultrapasse os 100mmHg.

❏ O exame ou teste ergométrico é a melhor maneira de determinar qual é a intensidade dos nossos exercícios.

- Com a interpretação dos resultados, poderemos ter mais segurança e objetividade em nossos exercícios.

- Vimos que a intensidade dos exercícios pode ser medida pela freqüência cardíaca, ou seja, pelo número de batimentos do coração a cada minuto.

- Já sabemos que o local mais apropriado para medir a FC é no pulso (artéria radial).

- No início, algumas pessoas têm um pouco de dificuldade para medir; depois de um tempo fica muito fácil.

- Quem tem hábito de correr ou caminhar também aprende a exercitar-se dentro das FCs indicadas para seu treinamento.

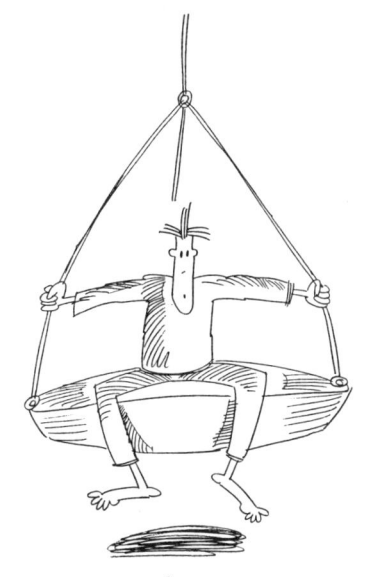

CAPÍTULO 7
Como saber se estou no meu peso ideal?

❑ O peso corporal influi na capacidade de realizar exercícios, no tipo e intensidade deles.

❑ Conhecer o próprio peso e saber se está adequado ou não é fundamental para uma vida saudável.

❑ Temos 30% de obesos no Brasil. O número de obesos aumentou 60% em 10 anos. Trata-se da maior epidemia já vista.

❑ Os médicos nutrólogos e os nutricionistas têm várias técnicas e conceitos para determinar qual deverá ser o peso ideal para cada pessoa.

- ❏ O Índice de Massa Corpórea (IMC) é universalmente usado para definir o peso ideal de cada indivíduo.

- ❏ IMC é o peso em kg, dividido pela altura ao quadrado.

Fórmula do índice de massa corpórea

$$IMC = \frac{PESO}{ALTURA^2}$$

Exemplo: Sr. João da Silva
Peso = 78 kg
Altura = 1,70 m X 1,70 m = 2,89 m²
IMC = 78 kg ÷ 2,89 m²
IMC = 26,98 m²

Tabela do índice de massa corpórea	
RESULTADOS	SIGNIFICADO
Menor que 20	Abaixo do peso
Entre 20 e 25	Peso normal
Entre 25 e 30	Sobrepeso
Entre 30 e 40	Obesidade
Maior que 40	Obesidade mórbida

Veja que o resultado do IMC do Sr. João da Silva está dentro do grupo de pessoas com sobrepeso.

Calcule aqui mesmo seu IMC

$$IMC = \frac{Peso = \_\_\_\_\_ kg}{Altura = \quad m} \qquad IMC \text{ -----------} kg/m^2$$

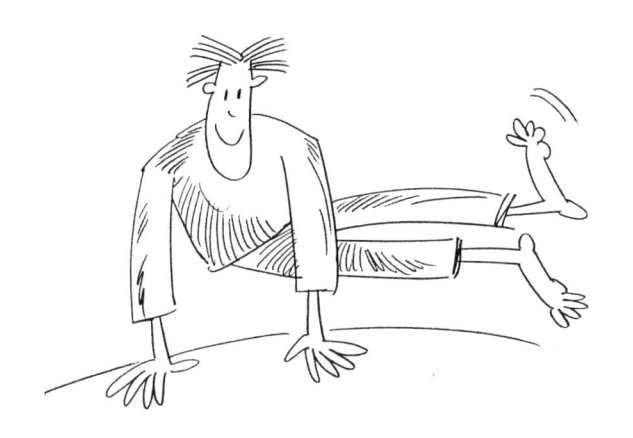

CAPÍTULO 8
O que é condicionamento físico e como alcançá-lo

❑ Condicionamento físico é a adaptação muscular e metabólica do corpo através de um treinamento físico progressivo.

❑ Não se trata de uma modalidade física ou esportiva; entretanto, é a base de todas elas.

❑ É uma expressão abrangente e está presente em qualquer treinamento físico.

❏ Quando denominamos uma sessão ou aula de Condicionamento Físico, é porque estaremos objetivando o desenvolvimento ou aprimoramento de valências físicas tais como: velocidade, agilidade, coordenação, força, flexibilidade, etc.

Somos todos iguais?

Para que possamos determinar os níveis de condicionamento de cada indivíduo, vamos identificar 3 tipos de indivíduos:

❏ SEDENTÁRIO é aquele que tem atividade física menos de duas vezes por semana.

❏ ATIVO é o indivíduo que tem atividade física, no mínimo, duas a três vezes por semana.

❏ TREINADO é o indivíduo que tem atividade física quatro vezes por semana ou mais.

Questionário para ajudá-lo a identificar o seu nível de condicionamento físico

1. Meu emprego:
 a) é absolutamente sedentário;
 b) exige que eu permaneça em pé ou caminhe 1-2 km por dia;
 c) exige que eu permaneça em pé ou caminhe 3 km por dia.

2. Eu caminho em média por dia (entre emprego, lazer e exercício):
   a) 500 metros;
   b) 1 km;
   c) mais de 3 km.

3. Meu esporte ou exercício:
   a) Nenhum;
   b) qualquer um, 2 vezes por semana;
   c) qualquer um, 3 vezes por semana ou mais.

4. Tenho atividades domésticas diárias:
   a) Nunca;
   b) 1 hora por dia;
   c) mais de 3 horas por dia.

5. Após o jantar:
   a) costumo sentar para ver TV;
   b) lavo a louça, fico em atividade;
   c) saio para caminhar.

6. Meu principal lazer é:
   a) comer e dormir;
   b) sair a passeio, passear em um parque;
   c) fazer esporte.

Contando os pontos:
- ☑ Cada resposta a) confere zero pontos
- ☑ Cada resposta b) confere 2 pontos
- ☑ Cada resposta c) confere 4 pontos

> Se você somou até 8 pontos, deve considerar-se sedentário.
> Se você somou até 14 pontos, deve considerar-se ativo.
> Se você somou mais de 16 pontos, está treinado.

Meu condicionamento depende do meu peso?

- ❏ Condicionamento físico depende do peso, da idade e do nível de exercício físico prévio (sedentário, ativo ou treinado).

- ❏ A manifestação do condicionamento físico é a freqüência cardíaca e a forma que se elevar durante o exercício.

- ❏ Indivíduos bem treinados sobem a freqüência do coração mais lentamente durante o exercício.

- ❏ Os indivíduos treinados, ao terminar sua atividade física, retornam mais rapidamente às suas freqüências cardíacas de repouso.

- ❏ Indivíduos sedentários sobem demais a freqüência cardíaca já nos primeiros minutos de exercício.

- ❏ A obesidade influi sobre o condicionamento físico, pois sobrecarrega o coração, fazendo-o atingir rapidamente freqüências altas.

Dicas para obesos

❑ São indicados para obesos exercícios que promovam a utilização de gordura como fonte de energia.

❑ Anteriormente já vimos que a utilização de gordura como fonte de energia dar-se-á a partir de 30 minutos de atividade física continuada (aeróbia).

❑ Aeróbias são especificamente atividades de longa duração e intensidade moderada. Por exemplo: caminhadas, marcha atlética, bicicleta ergométrica e, principalmente, hidroginástica e natação.

❑ Atividade na água diminui muito o peso sobre as articulações e facilita o retorno do sangue venoso ao coração.

❑ Antes de diminuir peso e fortalecer as articulações, não indicamos a corrida nem a ginástica aeróbica de alto impacto como treinamento.

❑ Devemos ter muito cuidado com as articulações, coluna vertebral e, principalmente, o sistema cardiovascular.

❑ Atividades que provoquem impacto sobre as articulações são perigosas para indivíduos obesos.

- Os indivíduos obesos normalmente têm a pressão arterial aumentada.

- Com a pressão elevada pode-se colocar em risco o coração durante o esforço. Por isso é importante a definição do tipo e intensidade do exercício e o respeito aos limites previstos de freqüência cardíaca para a idade, peso e nível de treinamento.

- Obesos podem fazer musculação utilizando aparelhos ou pequenos halteres, desde que o façam com cargas leves e com um grande número de repetições. Exatamente ao contrário de quem quer ganhar massa muscular, como poderemos ver mais adiante.

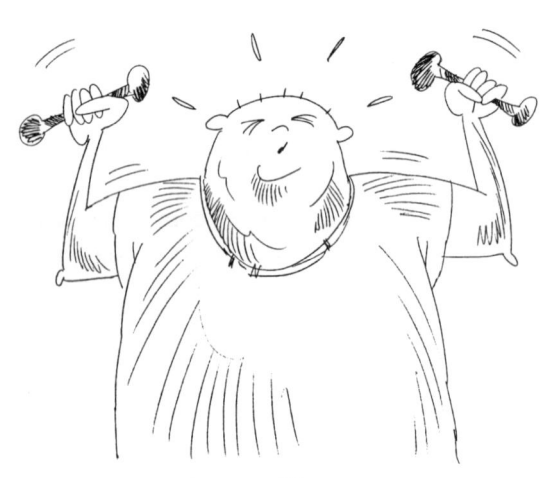

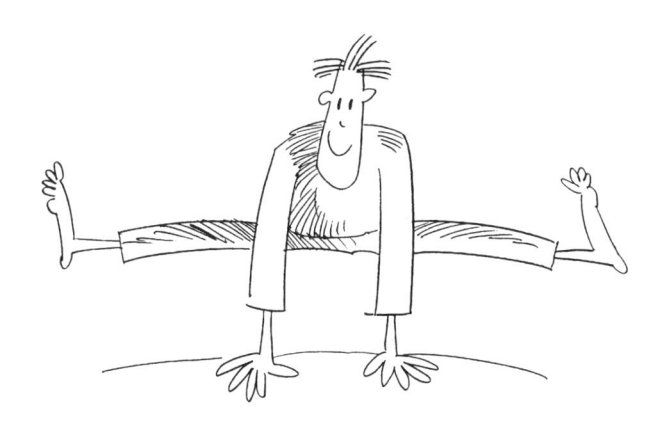

CAPÍTULO 9
Como chegamos à freqüência cardíaca de treinamento?

❑ As FCs que utilizamos para cada faixa etária, das tabelas acima, foram calculadas através das seguintes fórmulas e percentuais:

> **Fórmula para determinar a FC máxima prevista para idade:**
> **220 - idade = FC máxima prevista**
>
> Ex.: 220 - 40 (anos) = 180bpm (FC máxima prevista para idade)

❑ **IMPORTANTE:** Lembre que o teste ergométrico é a maneira mais correta e mais segura de determinar as freqüências para treinamento durante o exercício.

- **EXCETO:** Pessoas com idade avançada, obesos, diabéticos, hipertensos não-controlados ou portadores de outras doenças do coração. Estes devem aguardar os resultados de sua avaliação médica antes de iniciar seus exercícios.

- **MAS** as pessoas sem problemas de saúde podem dar INÍCIO às atividades de caminhada ou corridas, até que realizem seus testes ergométricos, seguindo as recomendações do próximo capítulo.

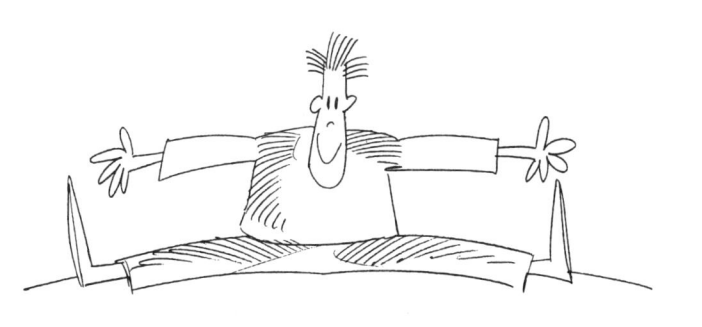

CAPÍTULO 10
Definindo o padrão de condicionamento físico e o índice de massa corpórea

Assinale com um X os quadrinhos abaixo e descubra, em função do seu peso e condição física, quais são as freqüências cardíacas ideais para sua atividade.

1. Associe sua atividade semanal ao seu atual **PADRÃO DE CONDICIONAMENTO FÍSICO:**

❏ **SEDENTÁRIA** é a pessoa que tem atividade física menos de duas vezes por semana;

❏ **ATIVA** é a pessoa que tem atividade física, no mínimo, duas a três vezes por semana;

☐ **TREINADA** é a pessoa que tem atividade física quatro vezes por semana ou mais.

2. Calcule o seu IMC e de determine o seu PERFIL:

☐ **NORMAL ou ABAIXO;**
☐ **SOBREPESO;**
☐ **OBESO;**
☐ **OBESIDADE MÓRBIDA.**

RESULTADO: PADRÃO _____
                   PERFIL _____

3. Nas páginas a seguir, procure a tabela correspondente ao seu PERFIL e seu PADRÃO DE CONDICIONAMENTO FÍSICO e saiba quais são as freqüências cardíacas preconizadas para sua idade.

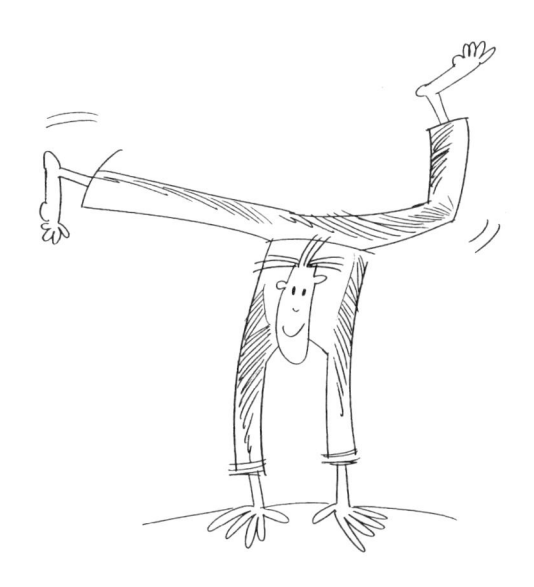

CAPÍTULO 11
Tabelas de freqüências cardíacas para treinamento por idade e condição física

Existe uma tabela para cada um dos perfis associada a um padrão de condicionamento físico
Observação: a fórmula está no rodapé de cada tabela

Padrão de condicionamento sedentário

IMC normal ou abaixo	tabela A	pág. 67
IMC sobrepeso	tabela B	pág. 68
IMC obeso	tabela C	pág. 69

Padrão de condicionamento ativo		
IMC normal ou abaixo	tabela D	pág. 70
IMC sobrepeso	tabela E	pág. 71
IMC obeso	tabela F	pág. 72

Padrão de condicionamento treinado		
IMC normal ou abaixo	tabela G	pág. 73
IMC sobrepeso	tabela H	pág. 74
IMC obeso	tabela I	pág. 75

Exemplo: Sr. João da Silva
Idade = 55 anos
Peso = 78 kg
Altura = 1,70 m X 1,70 m = 2,89 m²
IMC = 78 kg ÷ 2,89 m²
IMC = 26,98 m²

1. O Sr. João da Silva encontra-se no Perfil sobrepeso e Padrão de Condicionamento Sedentário.

2. A freqüência cardíaca para seu treinamento está na tabela B.

3. Para a idade de 55 anos seu exercício deverá respeitar as FC de 91 a 107 bpm.

4. Depois de um período de treinamento, o Sr. João provavelmente mudará seu perfil de peso e seu padrão de condicionamento físico. Terá, portanto, novos limites de FC.

Tabela A de freqüência cardíaca preconizada

A - Padrão sedentário com perfil normal ou abaixo

Idade	Freqüência Cardíaca De	Freqüência Cardíaca Até	Idade	Freqüência Cardíaca De	Freqüência Cardíaca Até
15	133	154	51	110	127
16	133	153	52	109	126
17	132	152	53	109	125
18	131	152	54	108	125
19	131	151	55	107	124
20	130	150	56	107	123
21	129	149	57	106	122
22	129	149	58	105	122
23	128	148	59	105	121
24	127	147	60	104	120
25	127	146	61	103	119
26	126	146	62	103	119
27	125	145	63	102	118
28	125	144	64	101	117
29	124	143	65	101	116
30	124	143	66	100	116
31	123	142	67	99	115
32	122	141	68	99	114
33	122	140	69	98	113
34	121	140	70	98	113
35	120	139	71	97	112
36	120	138	72	96	111
37	119	137	73	96	110
38	118	137	74	95	110
39	118	136	75	94	109
40	117	135	76	94	108
41	116	134	77	93	107
42	116	134	78	92	107
43	115	133	79	92	106
44	114	132	80	91	105
45	114	131	81	90	104
46	113	131	82	90	104
47	112	130	83	89	103
48	112	129	84	88	102
49	111	128	85	88	101
50	111	128	86	87	101

TABELA A = 220 - idade x (65 - 75%)

Tabela B de freqüência cardíaca preconizada

B - Padrão sedentário com perfil sobrepeso

Idade	Freqüência Cardíaca De	Freqüência Cardíaca Até	Idade	Freqüência Cardíaca De	Freqüência Cardíaca Até
15	113	133	51	93	110
16	112	133	52	92	109
17	112	132	53	92	109
18	111	131	54	91	108
19	111	131	55	91	107
20	110	130	56	90	107
21	109	129	57	90	106
22	109	129	58	89	105
23	108	128	59	89	105
24	108	127	60	88	104
25	107	127	61	87	103
26	107	126	62	87	103
27	106	125	63	86	102
28	106	125	64	86	101
29	105	124	65	85	101
30	105	124	66	85	100
31	104	123	67	84	99
32	103	122	68	84	99
33	103	122	69	83	98
34	102	121	70	83	98
35	102	120	71	82	97
36	101	120	72	81	96
37	101	119	73	81	96
38	100	118	74	80	95
39	100	118	75	80	94
40	99	117	76	79	94
41	98	116	77	79	93
42	98	116	78	78	92
43	97	115	79	78	92
44	97	114	80	77	91
45	96	114	81	76	90
46	96	113	82	76	90
47	95	112	83	75	89
48	95	112	84	75	88
49	94	111	85	74	88
50	94	111	86	74	87

TABELA B = 220 - idade x (55 - 65%)

Tabela C de freqüência cardíaca preconizada

C - Padrão sedentário com perfil obeso

Idade	Freqüência Cardíaca De	Freqüência Cardíaca Até	Idade	Freqüência Cardíaca De	Freqüência Cardíaca Até
15	103	123	51	85	101
16	102	122	52	84	101
17	102	122	53	84	100
18	101	121	54	83	100
19	101	121	55	83	99
20	100	120	56	82	98
21	100	119	57	82	98
22	99	119	58	81	97
23	99	118	59	81	97
24	98	118	60	80	96
25	98	117	61	80	95
26	97	116	62	79	95
27	97	116	63	79	94
28	96	115	64	78	94
29	96	115	65	78	93
30	95	114	66	77	92
31	95	113	67	77	92
32	94	113	68	76	91
33	94	112	69	76	91
34	93	112	70	75	90
35	93	111	71	75	89
36	92	110	72	74	89
37	92	110	73	74	88
38	91	109	74	73	88
39	91	109	75	73	87
40	90	108	76	72	86
41	90	107	77	72	86
42	89	107	78	71	85
43	89	106	79	71	85
44	88	106	80	70	84
45	88	105	81	70	83
46	87	104	82	69	83
47	87	104	83	69	82
48	86	103	84	68	82
49	86	103	85	68	81
50	85	102	86	67	80

TABELA C = 220 - idade x (50 - 60%)

Tabela D de freqüência cardíaca preconizada

D - Padrão ativo com perfil normal ou abaixo

Idade	Freqüência Cardíaca De	Freqüência Cardíaca Até	Idade	Freqüência Cardíaca De	Freqüência Cardíaca Até
15	144	164	51	118	135
16	143	163	52	118	134
17	142	162	53	117	134
18	141	162	54	116	133
19	141	161	55	116	132
20	140	160	56	115	131
21	139	159	57	114	130
22	139	158	58	113	130
23	138	158	59	113	129
24	137	157	60	112	128
25	137	156	61	111	127
26	136	155	62	111	126
27	135	154	63	110	126
28	134	154	64	109	125
29	134	153	65	109	124
30	133	152	66	108	123
31	132	151	67	107	122
32	132	150	68	106	122
33	131	150	69	106	121
34	130	149	70	105	120
35	130	148	71	104	119
36	129	147	72	104	118
37	128	146	73	103	118
38	127	146	74	102	117
39	127	145	75	102	116
40	126	144	76	101	115
41	125	143	77	100	114
42	125	142	78	99	114
43	124	142	79	99	113
44	123	141	80	98	112
45	123	140	81	97	111
46	122	139	82	97	110
47	121	138	83	96	110
48	120	138	84	95	109
49	120	137	85	95	108
50	119	136	86	94	107

TABELA D = 220 - idade x (70 - 80%)

Tabela E de freqüência cardíaca preconizada

E - Padrão ativo com perfil sobrepeso

Idade	Freqüência Cardíaca De	Freqüência Cardíaca Até	Idade	Freqüência Cardíaca De	Freqüência Cardíaca Até
15	123	144	51	101	118
16	122	143	52	101	118
17	122	142	53	100	117
18	121	141	54	100	116
19	121	141	55	99	116
20	120	140	56	98	115
21	119	139	57	98	114
22	119	139	58	97	113
23	118	138	59	97	113
24	118	137	60	96	112
25	117	137	61	95	111
26	116	136	62	95	111
27	116	135	63	94	110
28	115	134	64	94	109
29	115	134	65	93	109
30	114	133	66	92	108
31	113	132	67	92	107
32	113	132	68	91	106
33	112	131	69	91	106
34	112	130	70	90	105
35	111	130	71	89	104
36	110	129	72	89	104
37	110	128	73	88	103
38	109	127	74	88	102
39	109	127	75	87	102
40	108	126	76	86	101
41	107	125	77	86	100
42	107	125	78	85	99
43	106	124	79	85	99
44	106	123	80	84	98
45	105	123	81	83	97
46	104	122	82	83	97
47	104	121	83	82	96
48	103	120	84	82	95
49	103	120	85	81	95
50	102	119	86	80	94

TABELA E = 220 - idade x (60 - 70%)

Tabela F de freqüência cardíaca preconizada
F - Padrão ativo com perfil obeso

Idade	Freqüência Cardíaca De	Freqüência Cardíaca Até	Idade	Freqüência Cardíaca De	Freqüência Cardíaca Até
15	113	133	51	93	110
16	112	133	52	92	109
17	112	132	53	92	109
18	111	131	54	91	108
19	111	131	55	91	107
20	110	130	56	90	107
21	109	129	57	90	106
22	109	129	58	89	105
23	108	128	59	89	105
24	108	127	60	88	104
25	107	127	61	87	103
26	107	126	62	87	103
27	106	125	63	86	102
28	106	125	64	86	101
29	105	124	65	85	101
30	105	124	66	85	100
31	104	123	67	84	99
32	103	122	68	84	99
33	103	122	69	83	98
34	102	121	70	83	98
35	102	120	71	82	97
36	101	120	72	81	96
37	101	119	73	81	96
38	100	118	74	80	95
39	100	118	75	80	94
40	99	117	76	79	94
41	98	116	77	79	93
42	98	116	78	78	92
43	97	115	79	78	92
44	97	114	80	77	91
45	96	114	81	76	90
46	96	113	82	76	90
47	95	112	83	75	89
48	95	112	84	75	88
49	94	111	85	74	88
50	94	111	86	74	87

TABELA F = 220 - idade x (55 - 65%)

Tabela G de freqüência cardíaca preconizada

G - Padrão treinado com perfil normal ou abaixo

Idade	Freqüência Cardíaca De	Freqüência Cardíaca Até	Idade	Freqüência Cardíaca De	Freqüência Cardíaca Até
15	154	174	51	127	144
16	153	173	52	126	143
17	152	173	53	125	142
18	152	172	54	125	141
19	151	171	55	124	140
20	150	170	56	123	139
21	149	169	57	122	139
22	149	168	58	122	138
23	148	167	59	121	137
24	147	167	60	120	136
25	146	166	61	119	135
26	146	165	62	119	134
27	145	164	63	118	133
28	144	163	64	117	133
29	143	162	65	116	132
30	143	162	66	116	131
31	142	161	67	115	130
32	141	160	68	114	129
33	140	159	69	113	128
34	140	158	70	113	128
35	139	157	71	112	127
36	138	156	72	111	126
37	137	156	73	110	125
38	137	155	74	110	124
39	136	154	75	109	123
40	135	153	76	108	122
41	134	152	77	107	122
42	134	151	78	107	121
43	133	150	79	106	120
44	132	150	80	105	119
45	131	149	81	104	118
46	131	148	82	104	117
47	130	147	83	103	116
48	129	146	84	102	116
49	128	145	85	101	115
50	128	145	86	101	114

TABELA G = 220 - idade x (75 - 85%)

Tabela H de freqüência cardíaca preconizada

H - Padrão treinado com perfil sobrepeso

Idade	Freqüência Cardíaca De	Freqüência Cardíaca Até	Idade	Freqüência Cardíaca De	Freqüência Cardíaca Até
15	133	154	51	110	127
16	133	153	52	109	126
17	132	152	53	109	125
18	131	152	54	108	125
19	131	151	55	107	124
20	130	150	56	107	123
21	129	149	57	106	122
22	129	149	58	105	122
23	128	148	59	105	121
24	127	147	60	104	120
25	127	146	61	103	119
26	126	146	62	103	119
27	125	145	63	102	118
28	125	144	64	101	117
29	124	143	65	101	116
30	124	143	66	100	116
31	123	142	67	99	115
32	122	141	68	99	114
33	122	140	69	98	113
34	121	140	70	98	113
35	120	139	71	97	112
36	120	138	72	96	111
37	119	137	73	96	110
38	118	137	74	95	110
39	118	136	75	94	109
40	117	135	76	94	108
41	116	134	77	93	107
42	116	134	78	92	107
43	115	133	79	92	106
44	114	132	80	91	105
45	114	131	81	90	104
46	113	131	82	90	104
47	112	130	83	89	103
48	112	129	84	88	102
49	111	128	85	88	101
50	111	128	86	87	101

TABELA H = 220 - idade x (65 - 75%)

Tabela I de freqüência cardíaca preconizada

I - Padrão treinado com perfil obeso

Idade	Freqüência Cardíaca De	Freqüência Cardíaca Até	Idade	Freqüência Cardíaca De	Freqüência Cardíaca Até
15	113	144	51	93	118
16	112	143	52	92	118
17	112	142	53	92	117
18	111	141	54	91	116
19	111	141	55	91	116
20	110	140	56	90	115
21	109	139	57	90	114
22	109	139	58	89	113
23	108	138	59	89	113
24	108	137	60	88	112
25	107	137	61	87	111
26	107	136	62	87	111
27	106	135	63	86	110
28	106	134	64	86	109
29	105	134	65	85	109
30	105	133	66	85	108
31	104	132	67	84	107
32	103	132	68	84	106
33	103	131	69	83	106
34	102	130	70	83	105
35	102	130	71	82	104
36	101	129	72	81	104
37	101	128	73	81	103
38	100	127	74	80	102
39	100	127	75	80	102
40	99	126	76	79	101
41	98	125	77	79	100
42	98	125	78	78	99
43	97	124	79	78	99
44	97	123	80	77	98
45	96	123	81	76	97
46	96	122	82	76	97
47	95	121	83	75	96
48	95	120	84	75	95
49	94	120	85	74	95
50	94	119	86	74	94

TABELA I = 220 - idade x (55 - 70%)

IMC: obesidade mórbida

Os indivíduos que apresentam obesidade mórbida como resultado no cálculo do seu Índice de Massa Corpórea não devem realizar atividades físicas sem supervisão médica. Mais do que isso, eles devem realizar uma avaliação multidisciplinar, se possível com médico cardiologista, endocrinologista, fisiatra ou ortopedista e, a partir dos resultados, desenvolver, com os profissionais de educação física, um programa de condicionamento físico específico para cada caso.

Notas explicativas

❑ As freqüências cardíacas sugeridas nas tabelas acima são para exercícios com predominância aeróbia, ou seja, para atividades de média e longa duração. São exercícios apropriados para quem objetiva um ganho de fôlego utilizando gordura como fonte de energia.

❑ E devem ser utilizados invariavelmente de acordo com seu padrão de condicionamento físico e peso.

❑ Inicialmente, meça a FC a cada 5 minutos para verificar se você está muito abaixo ou acima das FCs sugeridas.

❑ A partir daí, diminua ou acelere a intensidade de sua caminhada ou corrida para ficar dentro das FCs recomendadas para sua idade e perfil.

- ❑ Após uma avaliação da sua capacidade funcional, poderemos nos exercitar acima dos percentuais mencionados anteriormente.

- ❑ Antes de começar os exercícios, confira a sua FC de repouso e faça uma série de alongamentos.

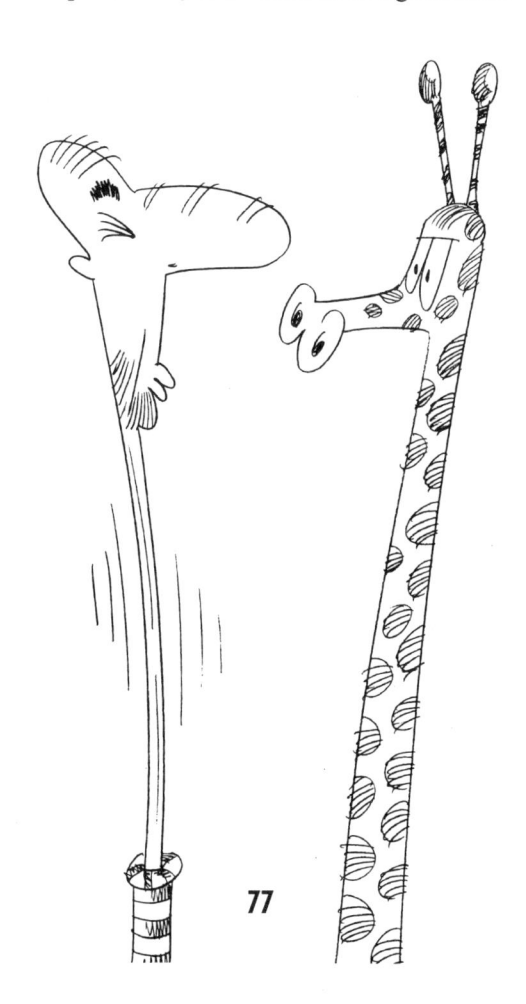

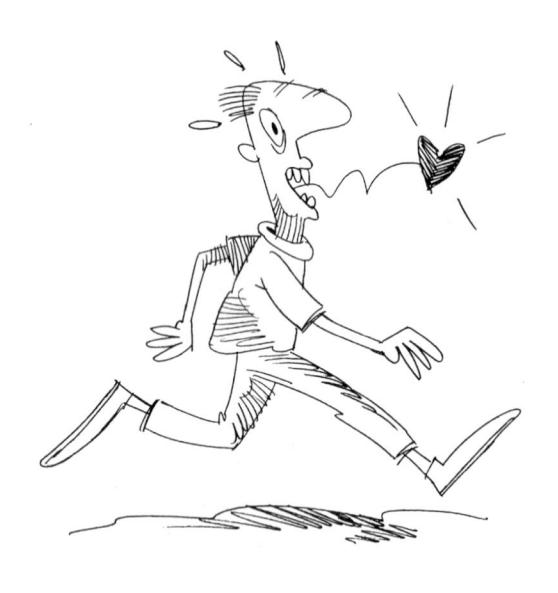

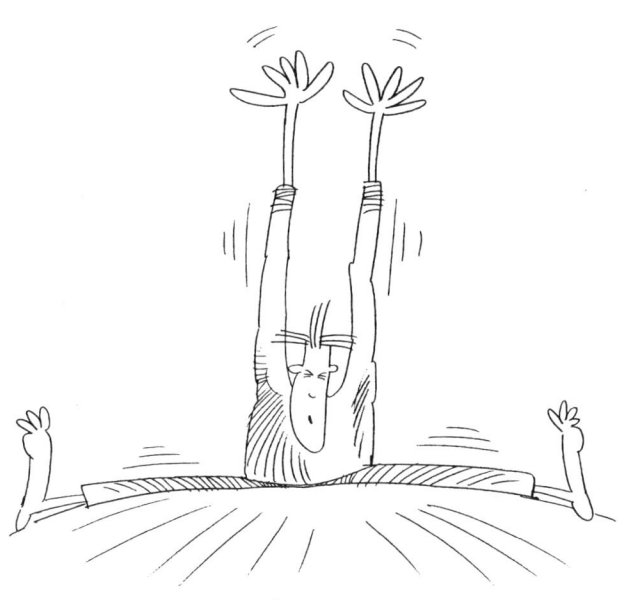

CAPÍTULO 12
Alongamentos

❑ Flexibilidade é um dos componentes que determinam o condicionamento físico.

❑ A flexibilidade de cada indivíduo é diferente.
O que nos torna mais, ou menos, flexíveis é a mobilidade máxima passiva das nossas articulações. Ou seja, quanto elas flexionam se mobilizadas por outra pessoa.

❑ A flexibilidade é semelhante em meninos e meninas na infância.

- Até os 40 anos, reduz-se a mobilidade progressivamente em ambos os sexos.

- Homens adultos perdem mais rapidamente a flexibilidade do que mulheres adultas.

- O aquecimento de músculos e articulações melhora a flexibilidade.

- Os exercícios para aumentar a flexibilidade são conhecidos como alongamentos.

- Os alongamentos, devem ser realizados durante 5-10 minutos antes e após a prática de qualquer exercício físico.

- Os alongamentos, além de relaxarem os músculos contraídos, permitem uma melhor irrigação sangüínea.

- Aumentam a flexibilidade geral.

- Induzem a uma maior consciência corporal.

- Previnem lesões articulares e nas colunas lombar, torácica e cervical.

- Promovem um relaxamento muscular.

- Alongamentos dos músculos devem ser realizados

de maneira suave, com calma e sem pressa, caso contrário poderemos provocar lesões nos músculos e articulações.

- ❏ Devem ser realizados sempre de modo lento e progressivo, até o ponto de desconforto leve, sem provocar dores.

- ❏ Permaneça na posição de alongamento entre 20 e 30 segundos, sem balançar, relaxe por alguns segundos e comece de novo, tentando ganhar um pouco mais de amplitude.

- ❏ Faça os exercícios de alongamento dentro do seu limite articular, não exagere nos movimentos.

- ❏ Os alongamentos devem ser feitos de maneira estática e contínua, nunca balançando.

- ❏ Nunca prenda a respiração, ventile calmamente, buscando maior relaxamento muscular.

- ❏ Procure criar o hábito de alongar-se todos os dias, variando as regiões envolvidas.

- ❏ Incluir alongamentos na atividade diária é também um bom método de proteção da saúde.

- ❏ Interrompa aquela reunião chata e faça uma sessão de alongamentos com todos os presentes. Você se surpreenderá com os resultados.

Utilize-se das ilustrações

Alongamento 1 (tríceps):
Coloque uma das mãos nas costas por cima da cabeça e, com a outra, segure o cotovelo. Repita com o outro braço.

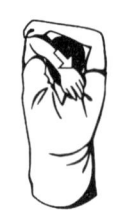

Alongamento 2 (costas):
Estenda os braços para cima e para trás com os dedos entrelaçados e as palmas das mãos para o alto.

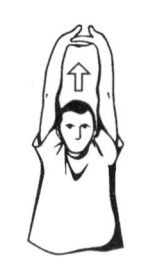

Alongamento 3 (peito e anterior do ombro):
NA PAREDE: Coloque a palma de uma das mãos com o polegar voltado para cima em uma parede. Estenda o braço na altura do ombro, sem flexionar o cotovelo. Gire progressivamente o tronco na direção contrária do braço, alongando as musculaturas do peito e anterior do ombro. Faça o mesmo com o outro braço. USANDO A PORTA: podemos utilizar o batente, realizando este alongamento com os dois braços ao mesmo tempo.

Alongamento 4 (pernas):

Coloque uma perna à frente da outra, apóie os braços e o peso do tronco contra a parede ou superfície de apoio. Estenda ao máximo a perna de trás, apoiando o calcanhar no solo e mantendo a outra perna flexionada para a frente.

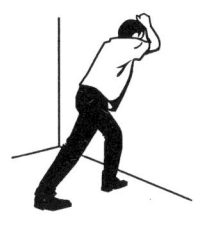

Alongamento 5 (posterior de coxas e lombar):

Basta flexionar o tronco para a frente com os joelhos em semiflexão. Não esqueça de deixar a cabeça relaxada, solta para baixo.

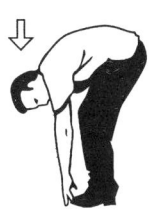

Alongamento 6 (glúteos):

Permaneça em posição de cócoras, se possível com os calcanhares no chão.

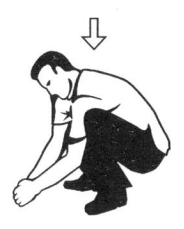

Alongamento 7 (musculatura interna da coxa):

Sentado sobre o chão, flexionando os joelhos de modo a colocar as solas dos pés uma contra a outra. A posição das suas coxas terá a forma de uma borboleta. Com as mãos na altura dos joelhos, pressione as coxas em direção ao solo, como se estivesse abrindo as asas da borboleta.

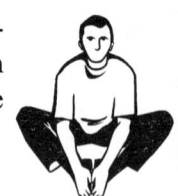

Alongamento 8 (posterior da coxa):

Sentado sobre o solo, mantenha uma perna estendida e a outra flexionada com a sola do pé contra ela. Projete o peso do seu tronco sobre a perna estendida. Repita o alongamento com a outra perna.

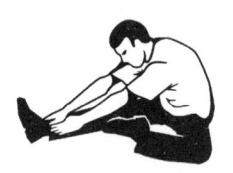

Alongamento 9 (psoas-ilíaco):

Na posição sugerida no desenho (de joelho), coloque as mãos no solo ao lado do pé. Estenda a outra perna para trás, aproximando o quadril em direção ao solo. Faça o mesmo com o outro lado.

Obs.: Não esqueça que os alongamentos devem ser realizados com amplitude progressiva e sem pressa. Observe a postura, respiração e a duração mínima de 20 segundos.

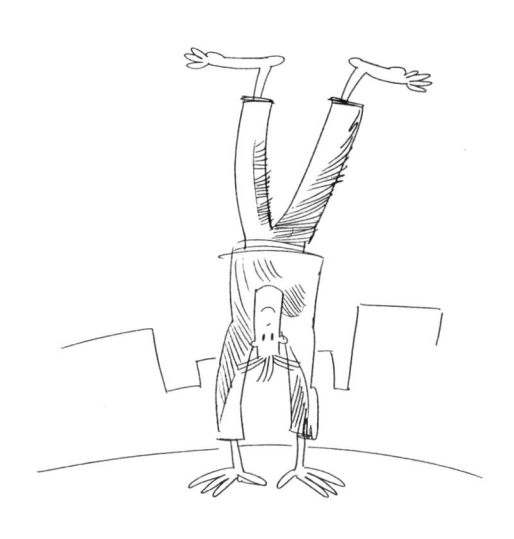

CAPÍTULO 13
Exercícios abdominais tiram a barriga?

- A função principal dos músculos abdominais é de flexionar a coluna vertebral.

- Portanto, a base de todo exercício abdominal deve ser o treinamento dos músculos que flexionam a coluna.

- Os exercícios abdominais, ao contrário do que muita gente ainda pensa, não são indicados para tirar a barriga.

- De nada adianta realizar duas centenas diárias de abdominais: não conseguiremos tirar a gordura da barriga.

- É um bom exemplo de exercício certo para objetivo errado.

- Não é possível, com três ou quatro séries de exercícios localizados, mobilizar a gordura de um determinado local do corpo.

- A mobilização da gordura acontece de forma geral no corpo e não localizada na barriga, no "pneuzinho" ou no "culote".

- Mesmo ao emagrecer, temos características exclusivamente nossas. Por exemplo, podemos afinar o rosto e não os quadris.

- A gordura pode ser utilizada como fonte de energia a partir dos 30 minutos de atividade aeróbia continuada, como já vimos anteriormente.

- Os abdominais são exercícios localizados, próprios para dar resistência, definição e tônus muscular (rigidez).

- A musculatura do reto abdominal é a mais comumente exercitada.

- ❏ Normalmente os exercícios são divididos em:

- ❏ Supra-umbilicais (região acima do umbigo).

- ❏ Ou infra-umbilicais (região abaixo da linha do umbigo).

- ❏ Os exercícios abdominais em que movimentamos o tronco e mantemos as pernas e coxas fixas são teoricamente destinados à região supra-umbilical.

- ❏ Já aqueles exercícios em que movimentamos o quadril juntamente com as pernas e mantemos o tronco sobre o solo são teoricamente indicados à porção infra-umbilical.

- ❏ Ainda existe uma controvérsia quanto aos resultados destas duas técnicas de exercício.

- ❏ Alguns estudos realizados com a técnica de eletromiografia superficial, na University of Waterloo, não conseguiram confirmar esta teoria.

- ❏ Entretanto, um outro estudo, da Universidade de Valência, mostrou que na flexão de quadril há diferença a favor da região infra-umbilical.

- ❏ Os abdominais normalmente são executados com as pernas e coxas em ângulo de 90° graus, aproximadamente, para compensar a coluna lombar.

- As amplitudes dos exercícios abdominais devem ser proporcionais ao estágio de condicionamento físico de cada praticante.

- A partir de determinado ângulo de flexão do tronco já não trabalhamos mais a musculatura abdominal, e sim, os músculos flexores do quadril.

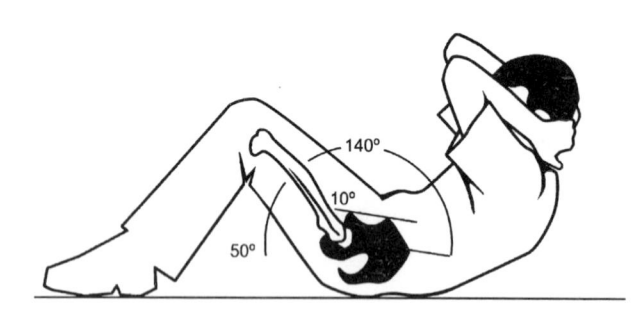

- Não ultrapasse o ângulo mostrado na figura acima, sem que esteja com a musculatura bem fortalecida ou por orientação de um profissional de saúde.

- A partir daí, corremos riscos de lesões na coluna lombar.

- As variações de exercícios para outros grupos da região abdominal, como os oblíquos e transversos, também devem ser executadas por orientação de um professor de educação física.

Dica para iniciantes

❑ Quando nos falta força na musculatura abdominal, temos a tendência de compensar com a coluna.

❑ Ao executar os abdominais, não faça força contra a coluna cervical, quando estiver com os braços no pescoço.

❑ Cruze os braços contra o peito e diminua a angulação do movimento.

❑ Eleve a coluna cervical como uma continuação da coluna torácica (olhe para o teto e não para as coxas).

Mais ou menos assim:

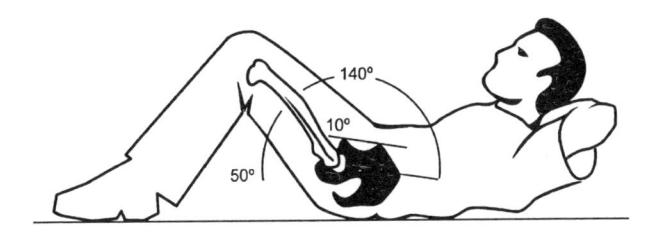

❑ Faça o movimento mais lento e mais curto. Os resultados serão bastante positivos. Experimente.

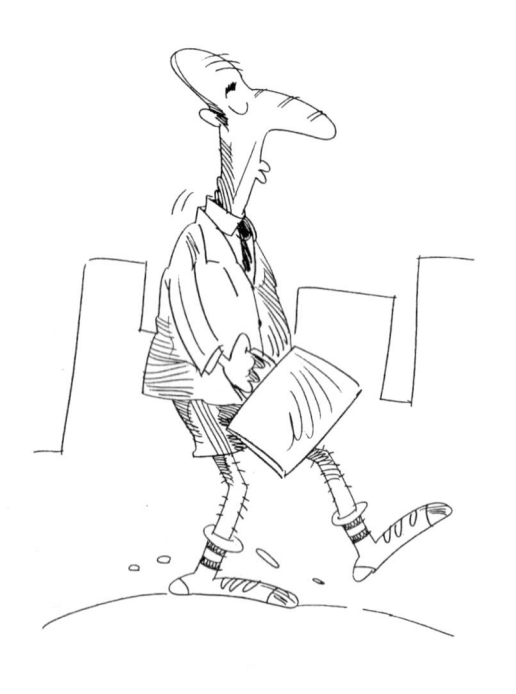

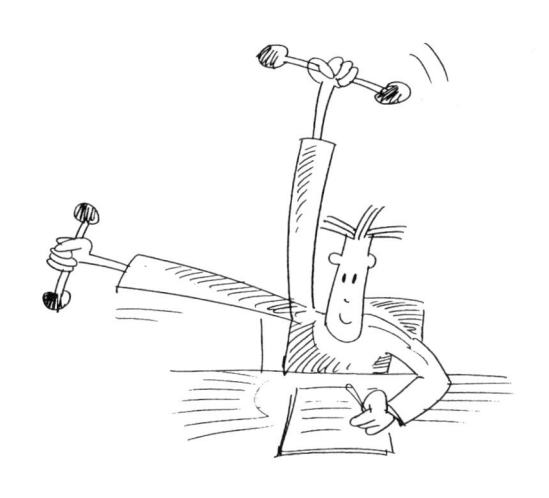

CAPÍTULO 14
Exercitando-se em qualquer lugar

Seu vôo está atrasado.
❏ Não fique parado. Caminhe de uma ponta a outra do aeroporto na velocidade de quem está com pressa.

Você está na porta do elevador esperando para subir três andares.
❏ Vá pela escada. Você provavelmente chegará mais rápido.

Você está a duas horas sentado naquela reunião chata.
❏ Por baixo da mesa, sem ser visto, movimente os

tornozelos, girando os pés em 360° nos dois sentidos.
- ❏ Apóie os pés alternadamente sobre o calcanhar e a ponta dos dedos.
- ❏ Flexione os joelhos e estenda as pernas várias vezes.
- ❏ Contraia os músculos das panturrilhas e coxas.

Você está de pé ouvindo aquele discurso interminável.
- ❏ Discretamente, junte suas mãos em frente ao seu corpo e alongue seus braços.
- ❏ Contraia a musculatura das costas, corrigindo sua postura.
- ❏ Faça movimentos lentos e circulares com seus ombros.
- ❏ Exercite suas pernas apoiando-se na ponta dos pés.
- ❏ Exercite suas coxas, flexionando discretamente os joelhos, sem tirar os pés do chão.

Você terminou uma longa reunião e logo entrará em outra.
- ❏ Faça a série de alongamentos descritos no capítulo acima.
- ❏ Abra uma janela e respire profundamente.
- ❏ Telefone para aquele amigo que sempre tem boas anedotas.

Você está esperando o ônibus ou metrô.
- ❏ Junte suas mãos com as palmas abertas. Com-

prima uma mão contra a outra durante 6 segundos, repetindo por dez vezes. A vantagem é que os ladrões o tomarão por um monge oriental, lutador de Kung-Fu, e não se interessarão por sua carteira.
❏ Abra uma janela e respire profundamente.

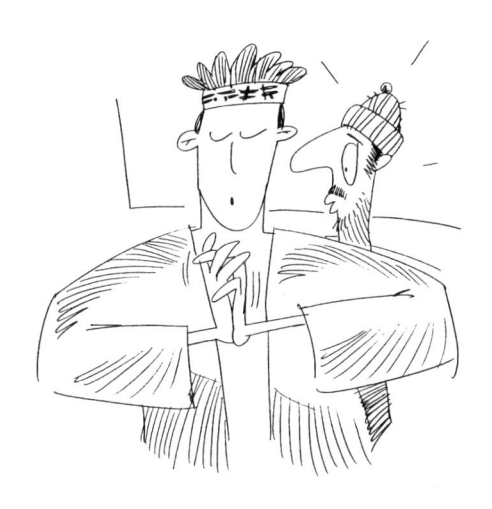

Você está na fábrica e deve passar um recado para alguém que está a 300 metros.
❏ Vença a tentação de pegar o telefone, transmita o recado pessoalmente.

Carregue sua própria bagagem.
❏ Em aeroportos, hotéis, ônibus, etc, agradeça ao carregador e se exercite.

Não tenha vergonha, exercite-se.

❑ Se alguém observá-lo fazendo movimentos estranhos, apenas explique que você usa todos os momentos disponíveis para se exercitar.

Lembre-se: sentado ou deitado, vendo TV ou até lendo o jornal, você pode pôr para trabalhar alguns grupos musculares. Descubra quais.

Queimando calorias durante suas atividades diárias

TIPO DE ATIVIDADE	CALORIAS POR HORA
DENTRO DE CASA	
Passando ferro	120
Fazendo compras no supermercado	175
Arrumando camas	135
Pintando paredes	135
Esfregando o chão	400
Lavando pratos	120
Lavando vidraças	250
FORA DE CASA	
Fazendo jardinagem (cavando)	460
Fazendo jardinagem (plantando)	300
Limpando jardim	400
Lavando/polindo carro	225
Podando árvores	475
Cortando grama (sem motor)	400

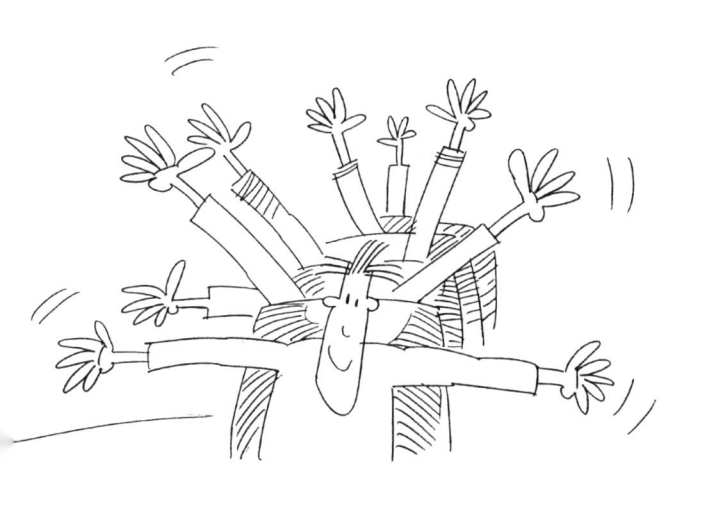

CAPÍTULO 15
Exercícios para avião, ônibus e automóveis

❑ Os passageiros de viagens aéreas e rodoviárias permanecem imóveis durante longos períodos devido ao tamanho da poltrona e ao pequeno espaço entre elas, além das dificuldades de locomoção.

❑ São comuns inchaços dos membros inferiores, dores nas colunas cervical e lombar e formigamento nas pernas.

❑ Pela imobilidade, as veias profundas das pernas

são comprimidas contra as bordas do assento, dificultando a circulação do sangue e até levando à formação de coágulos.

❏ Por isso, movimentar-se em viagens é importante.

Sem sair da poltrona
Cervical:

1. Com movimentos e respiração lenta, podemos realizar a flexão e extensão do pescoço, levando a cabeça para frente e para trás. Em seguida, levamos a cabeça para o lado esquerdo e direito, como quem faz sinal de afirmativo e negativo com a cabeça;

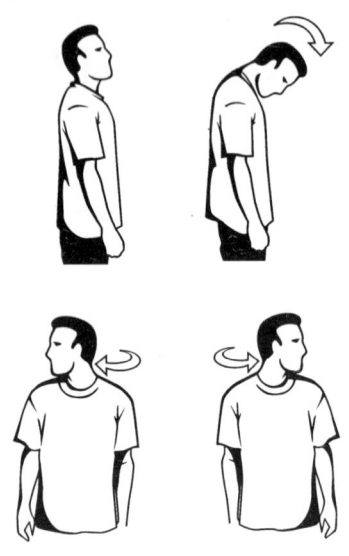

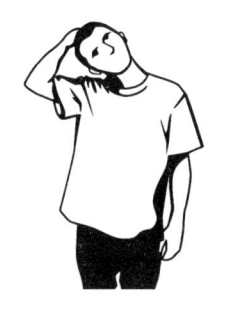

2. Flexione lateralmente a cabeça para o lado direito e esquerdo alternadamente, quase que encostando a orelha sobre ombro;

3. Para finalizar este grupamento, faça movimentos circulares, igualmente lentos, com o pescoço, alternando os sentidos horário e anti-horário;

Braços, punhos e mãos:

1. Com os braços estendidos à frente do peito, abra e feche os dedos das duas mãos para ativar a circulação dos membros superiores;

2. Estenda o braço e puxe a mão em sua direção. Repita 2 vezes com cada braço, ora com a mão dobrada para baixo, ora para cima.

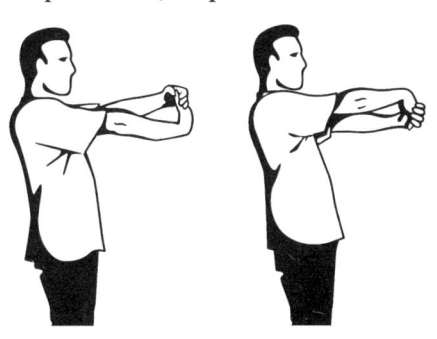

Ombros, costas e tronco (tire as costas da poltrona):

1. Com ritmo lento e constante, devemos encolher os ombros como se fôssemos aproximá-los das orelhas;

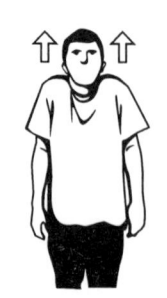

2. Movimente circular e simultaneamente os ombros para frente e para trás;

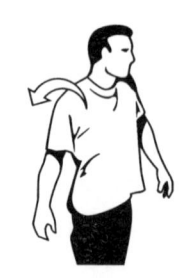

3. Coloque uma das mãos nas costas por cima da cabeça e, com a outra, segure o cotovelo. Repita com o outro braço;

4. Tendo cuidado para não esbarrar no passageiro da poltrona ao lado, estenda os braços para cima e para trás com os dedos entrelaçados e as palmas das mãos para o alto;

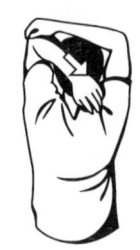

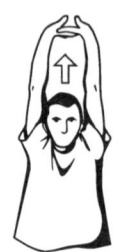

5. Flexione o tronco para frente, levando a cabeça em direção aos joelhos e as mãos aos pés. Repita ao menos 3 vezes com movimentos lentos e permaneça por até 30 segundos, como indicamos nas orientações iniciais.

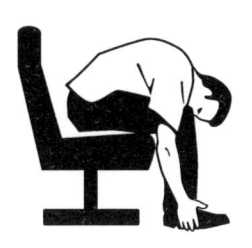

Membros inferiores (coxas, pernas, tornozelos e pés):

1. Apóie os pés embaixo do assento da poltrona da frente. Realize a contração dos músculos durante alguns segundos, empurrando o assento para cima. Pode ser realizado simultaneamente ou com alternância das pernas e coxas;

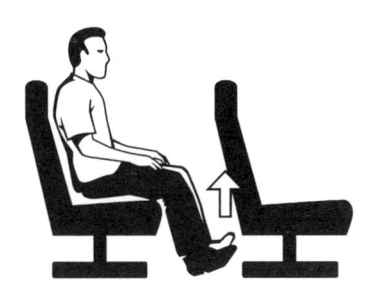

2. Realize a flexão dorsal do pé, ou seja, direcione o peito do pé para cima, alongando os músculos posteriores da perna. Em seguida, o movimento contrário, fazendo a flexão plantar do pé e contraindo os músculos (batata) da perna;

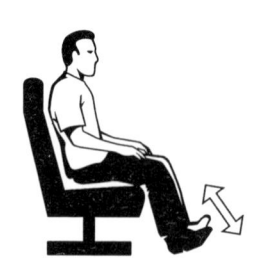

3. Movimente as articulações dos tornozelos, fazendo movimentos circulares nos sentidos horário e anti-horário.

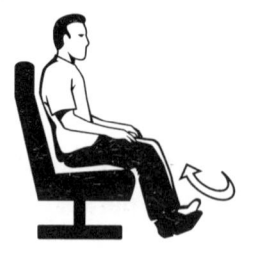

Quando for possível sair da poltrona

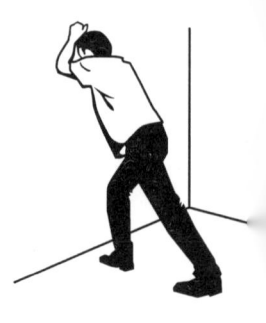

Alongando a perna — Coloque uma perna à frente da outra, apóie os braços, por exemplo, na porta do banheiro, e projete o peso do tronco contra a superfície escolhida. Lembre que o que está sendo alongado é a musculatura posterior da coxa. Logo, mantenha sempre o calcanhar da perna de trás encostado no solo.

Musculatura anterior da coxa — Apóie uma das mãos sobre o encosto de uma poltrona ou na porta do sanitário. Flexione uma das pernas para trás até que a outra mão possa segurar o pé. Após 30 segundos, troque o grupamento esquerdo pelo direito.

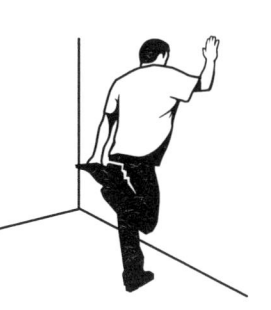

Musculatura posterior da coxa e lombar — Basta flexionar o tronco para frente com os joelhos em semiflexão. Não esqueça de deixar a cabeça relaxada, solta para baixo.

Costas e glúteos — Fique em posição de cócoras, se possível com os calcanhares no chão. Repita 3 vezes e permaneça o tempo que for possível, sem ultrapassar os 30 segundos preconizados para os demais exercícios.

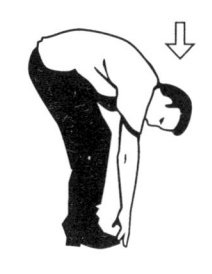

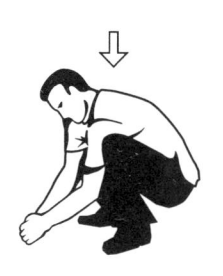

Musculatura do peito e anterior do ombro — No desenho, estamos utilizando os dois braços. Quando isso não for possível, use um braço por vez, respeitando o seu limite articular.

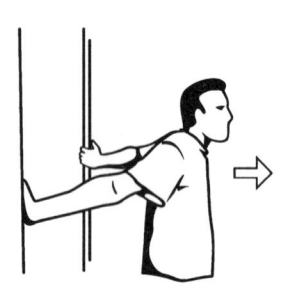

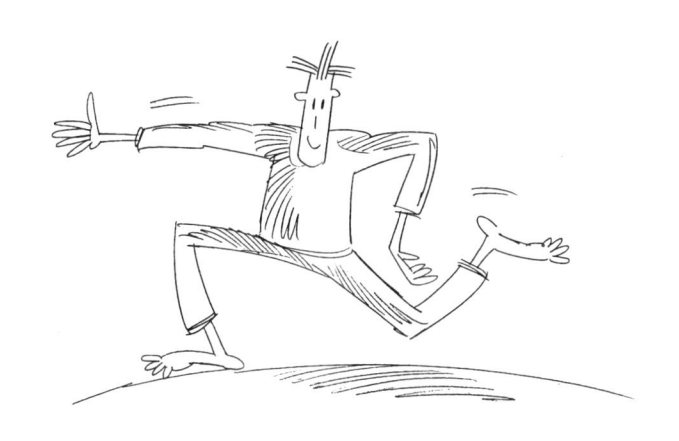

CAPÍTULO 16
Qual é a melhor atividade física?

Pare e pense:
Atividade física não se usa como uma receita de bolo!

Pergunte-se:
É bom para quem? (que tipo de pessoa)

É bom para quê? (qual é o benefício)
A escolha da atividade física deve ser sempre personalizada.

Antes de responder que NATAÇÃO é o melhor exercício ou afirmar que CAMINHAR é melhor do que CORRER, pense no seguinte:

❑ Natação, evidentemente, é um exercício maravilhoso que realiza e beneficia milhares de pessoas.

- ❑ Entretanto, algumas pessoas, motivadas pelo entusiasmo alheio, poderão se decepcionar e não se adaptar à natação.

- ❑ Podem, por exemplo, achar a água fria mesmo que aquecida, ter dores de ouvido ou ter problemas com pele e cabelos.

- ❑ Daí porque "as ovelhas têm que estar no campo e não no mato".

- ❑ Cada um de nós nasce para uma coisa.

- ❑ Quando falamos em atividade física, temos que considerar nossos objetivos.

- ❑ Os benefícios e resultados proporcionados pelo treinamento estão diretamente ligados ao prazer e ao interesse na atividade.

- ❑ Antes de escolher uma atividade física, considere:

Necessidades:

É do que você precisa para melhorar sua saúde. Ou para suprir aquilo que foi detectado como carência na sua avaliação.

Prazer:

Escolha uma modalidade que lhe dê prazer, que

faça você sentir-se um atleta ou super-homem, que melhore sua auto-estima.

Facilidades:

Considere também a proximidade de casa ou trabalho, a existência de um parceiro para o tênis ou de 21 para o futebol, etc.

❏ Tente, na medida do possível, conciliar as necessidades e o prazer, associando as facilidades existentes.

❏ Determine os objetivos e lembre que cada tipo de modalidade esportiva ou exercício físico tem suas vantagens e pode ou não ter desvantagens.

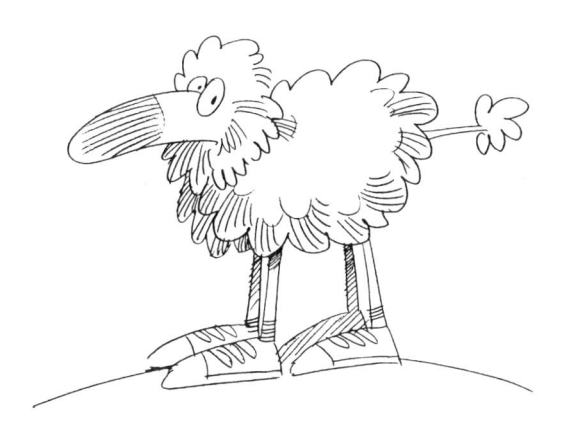

"Ovelha não é para mato, é para campo!"
— procure saber qual é a sua praia!

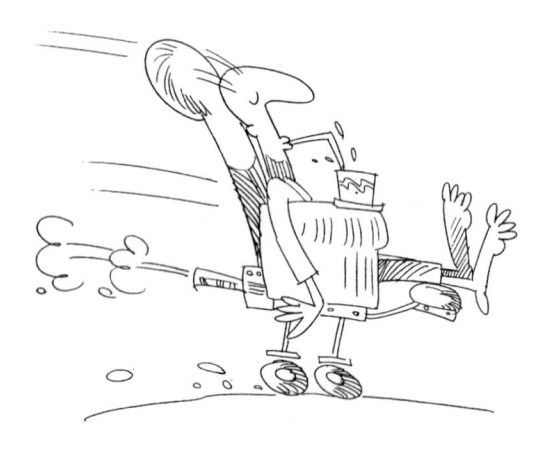

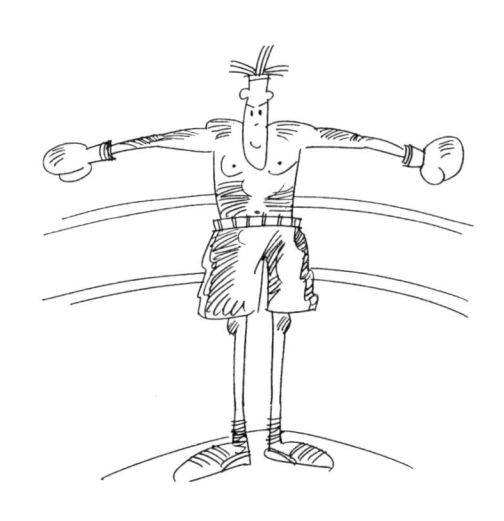

CAPÍTULO 17
Qual o tipo de exercício mais adequado ao seu temperamento?

Você é tímido?

❑ Os mais indicados são os esportes coletivos, como futebol, vôlei, basquete, handebol. Eles favorecem a sociabilidade e a interatividade entre os membros da equipe.

❑ O tímido vai precisar se expor mais e se sentir mais participante. O fato de não estar sozinho diminui o medo de não ser capaz, pois o resultado é dividido por todos.

❏ Estes exercícios são apropriados para quem quer um ganho de fôlego (melhora do condicionamento), utilizando gordura como fonte de energia.

Você é agitado?

❏ Para OS AGITADOS, que não conseguem se concentrar por muito tempo em uma determinada atividade, os esportes mais indicados são os que exigem foco.

❏ A natação é o melhor exemplo. Ela poderá ajudá-lo na concentração.

❏ Outros exemplos: futebol ou vôlei. Eles baixam os níveis de ansiedade.

❏ Experimente a prática de duas modalidades esportivas, duas vezes por semana, para não enjoar.

Você é agressivo?

❏ Geralmente com pavio curto, os agressivos desafiam a paciência dos outros.

❏ A prática de artes marciais como judô, karatê ou capoeira são esportes ótimos. Você vai encontrar o equilíbrio e respeitar os princípios da não-violência.

Você é calmo?

❏ Indivíduos calmos se dão bem em qualquer modalidade de esporte ou de exercício. A calma, a paciência e a perseverança são ingredientes de qualidade em alguns dos nossos melhores atletas.

❑ **Caminhar é um grande exercício para todas as pessoas. Mesmo que você não esteja treinado, tenha o temperamento que tiver, caminhar é um santo remédio.**

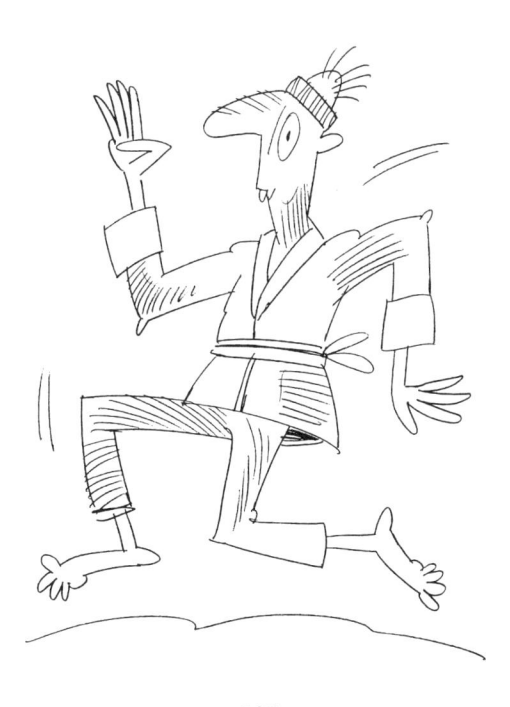

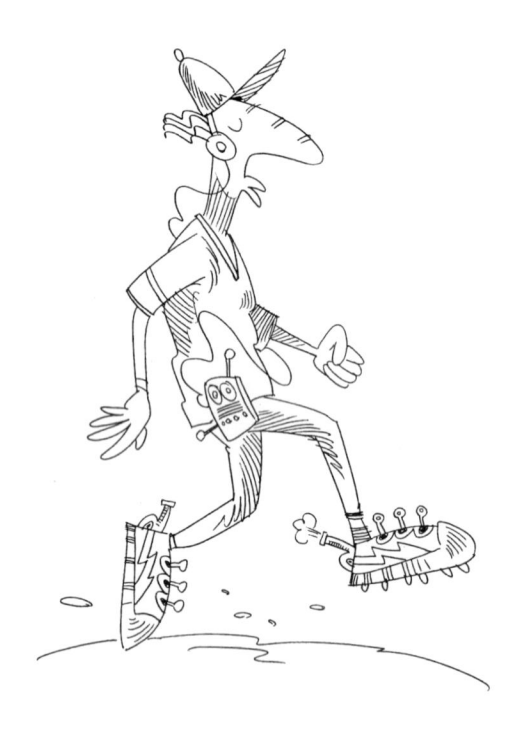

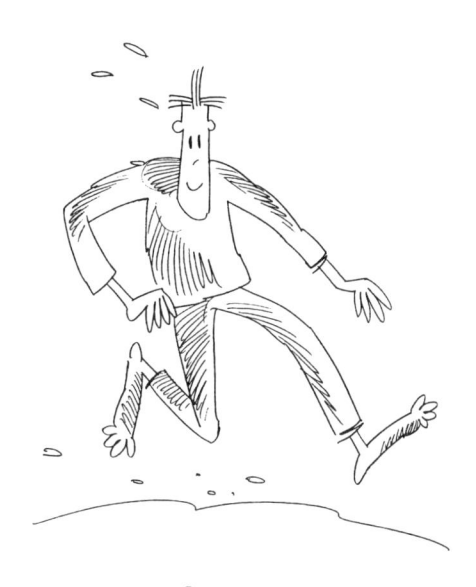

CAPÍTULO 18
Caminhadas

Qual é o melhor jeito de caminhar?

❏ Caminhe com as costas eretas, cabeça erguida, os pés apontando para frente, braços balançando em ângulos de 90 graus, aproximadamente.

❏ Ao subir ladeira, incline-se levemente para a frente e aumente o movimento com os braços.

❏ Pise primeiro com o calcanhar e depois com o resto do pé. Pisar com a planta do pé é muito mais cansativo.

❏ Para caminhar mais rápido, aumente o número de passos e não o comprimento deles, para evitar lesões nos joelhos.

Notas sobre "caminhar"

❏ Artigo publicado nos EUA nos Archives of Internal Medicine afirma que sedentarismo lesa a saúde tanto quanto fumar meia carteira de cigarros por dia.

❏ Artigo do Journal of the American Medical Association prova que quem não se exercita tem o dobro de chance de morrer prematuramente.

❏ Caminhar na areia, no barro ou na grama alta faz consumir 30% de calorias a mais.

❏ Uma esteira proporciona o mesmo esforço e até o melhor ritmo do que uma caminhada de rua, e com menos chance de lesão articular.

❏ Caminhar descalço não deixa o pé "chato". Entretanto, engrossa a sola dos pés e pode provocar lesões nas articulações dos pés e tornozelos.

❏ Caminhar carregando pesos nas mãos ou tornozelos aumenta os riscos de lesões articulares em pessoas destreinadas.

Benefícios de uma caminhada de 30 minutos por dia numa velocidade de quem está com pressa:

- Acelera o metabolismo, melhora a disposição física e o humor.
- Melhora a função cardíaca e pulmonar.
- Reduz os níveis de colesterol total e aumenta o bom colesterol (HDL).
- Reduz a pressão arterial.
- Alivia o stress.
- Retarda o envelhecimento
- Regulariza o hábito intestinal.
- Auxilia a regularizar o sono.
- Fortalece os ossos longos devido ao impacto, pela geração de um campo magnético nas suas extremidades, com conseqüente deposição de cálcio.
- Fortalece os músculos das costas, pernas e coxas.
- Reduz a incidência e progressão da osteoporose.
- Reduz o surgimento de doenças articulares.
- Auxilia na correção da postura.
- Queima gordura do corpo após 30 minutos.
- Ajuda a evitar e controlar o diabetes.
- Reduz a incidência de câncer de cólon, próstata e mama.
- Ajuda a prevenir e controlar a depressão.
- Melhora o desempenho sexual.
- Melhora a criatividade, a memória e a auto-estima.
- Parece ajudar no controle do hábito do fumo, cafeína e do álcool.

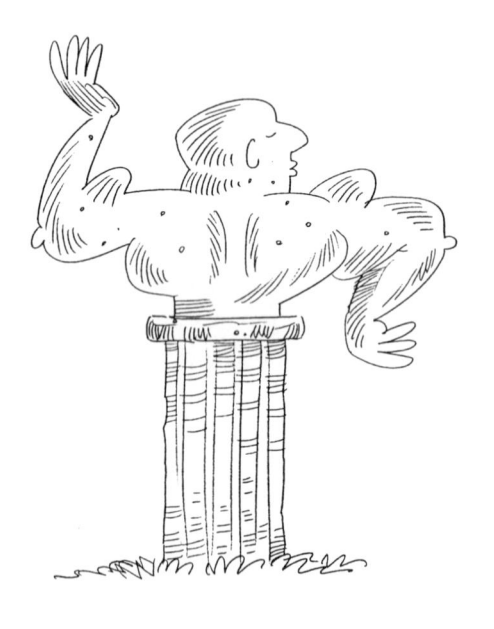

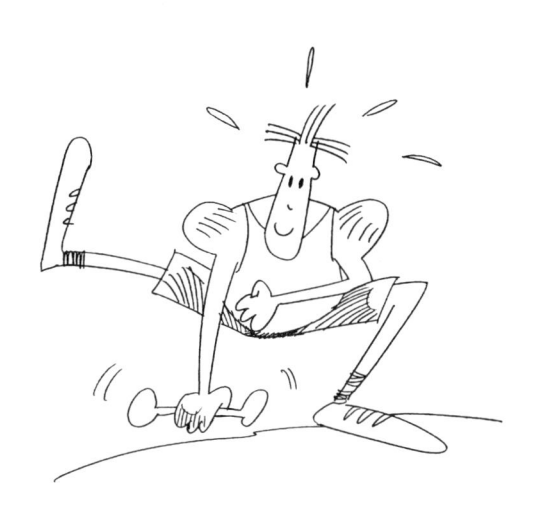

CAPÍTULO 19
Musculação

Treinamento de força e potência

❑ Existem registros históricos de que exercícios com a utilização de pesos eram realizados há mais de 4.500 anos.

❑ A primeira competição oficial de musculação aconteceu em Londres no ano de 1901.

❑ Até meados dos anos 70, usava-se muito a expressão halterofilismo para generalizar os exercícios com aparelhos, independentemente de seus objetivos.

- Exercícios de musculação devem ser feitos contra resistências graduáveis e progressivas de forma repetitiva, variando os grupos musculares envolvidos, para evitar o cansaço. Uma série é um conjunto de repetições do mesmo exercício.

- Em português, chamamos essa forma de condicionamento físico de musculação, enquanto em inglês é conhecida como weight lifting ou body building. Há, com esses exercícios, um aumento de massa muscular, chamado de hipertrofia.

- Musculação também desenvolve destreza, flexibilidade, velocidade, além de força, resistência muscular e potência.

- Musculação serve de estímulo para o aumento de massa óssea.

- Musculação reduz a gordura do corpo.

- Musculação torna mais eficiente a contração do coração.

- A maioria das pessoas, ainda hoje, erroneamente, associa a musculação unicamente à hipertrofia muscular.

- Hipertrofia muscular, ao contrário da atrofia, quer dizer aumento de massa muscular.

❑ São conhecidos como musculação os exercícios com aparelhos, halteres, barras, anilhas e outros acessórios.

❑ Entretanto, a musculação não objetiva exclusivamente a hipertrofia, como veremos a seguir.

Objetivos da musculação

❑ Na reabilitação de lesões musculares e articulares, a musculação é usada pelos fisioterapeutas.

❑ A musculação é muito utilizada durante a preparação física para adquirir condicionamento mais fácil através do treinamento dos músculos.

❑ Em quase todos os esportes competitivos, a musculação é usada para fortalecer e prevenir lesões dos grupos musculares mais solicitados em cada modalidade esportiva.

❑ Além de aumento da força e da resistência, a musculação também pode objetivar o que chamamos de definição muscular. É o treinamento que visa realçar a forma de cada músculo.

❑ A musculação hoje também é preconizada para a terceira idade, desde que bem orientada e com supervisão médica.

❑ Ela objetiva manter a densidade óssea e minimizar

a perda progressiva da massa muscular, que ocorre a partir dos 30 anos de idade.

- Em idosos, a perda de massa muscular facilita a ocorrência de fraturas.

- A falta de força muscular permite e facilita quedas ao solo.

Dicas importantes

- Antes de buscar uma hipertrofia muscular, objetivo da maioria dos jovens, temos que pensar em preparar e fortalecer os músculos e articulações. Caso contrário, corremos o risco de lesões.

- Não basta saber a finalidade de cada aparelho ou qual é o movimento realizado por cada músculo.

- Na musculação, como em todas as modalidades de esporte ou de exercícios físicos, temos que estar cientes das nossas peculiaridades e limitações.

- O exercício que beneficia uma pessoa pode ser prejudicial para outra.

- Logo, uma avaliação física que inclua análise postural (medidas corporais e de gordura) também é importante.

- Exercícios com pesos são importantes para os

idosos, pois preparam a massa muscular para a realização de qualquer outro exercício: caminhar, por exemplo.

❏ Em idosos, os exercícios de musculação, além de conservarem massa muscular, evitam a perda de massa óssea por osteoporose.

❏ As mulheres que fazem musculação, também reduzem a incidência e progressão da osteoporose.

❏ À semelhança dos exercícios aeróbicos, a musculação reduz o risco de desenvolvimento ou agravamento de aterosclerose, obesidade, hipertensão arterial, diabetes e osteoporose.

Indicações ou contra-indicações:

❏ Ao contrário do que se dizia há alguns anos, são raras as contra-indicações para a musculação.

❏ A discussão é grande em torno da faixa etária mais adequada para iniciar.

❏ Na grande maioria das academias, escolas e agremiações, aos 15 ou 16 anos os jovens são liberados para a prática da musculação.

❏ Há quem diga que não existem prejuízos para o desenvolvimento de crianças, desde que os aparelhos sejam adaptados para eles.

- Entretanto, quase não se houve falar de equipamentos adequados para pessoas com menos de 1,60 m.

- Não há pressa para começar, existem vários outros esportes que promovem a saúde geral das crianças e adolescentes.

- Ao inscrever seu filho em uma academia, tenha certeza de que ele estará sendo orientado por um profissional de educação física e não apenas por um ex-atleta ou simplesmente alguém que já conheça a utilização dos equipamentos.

- A única contra-indicação absoluta da musculação nesta faixa etária é a doença de Schuerman ou cifose juvenil, que é um achatamento da parte anterior dos corpos vertebrais, causando um desvio na coluna.

- Embora já existam trabalhos científicos sugerindo exercícios de musculação para cardiopatas e hipertensos, devemos ter muito cuidado.

- Nesse caso, devem ser usadas invariavelmente cargas leves, utilizando o maior número de músculos possível.

- Os exercícios de musculação, quando visam à hipertrofia muscular, podem provocar um aumento acentuado da pressão arterial, podendo ser prejudiciais para pessoas com doenças cardiovasculares.

❏ É de fundamental importância que tenhamos em mente nossos limites fisiológicos e conheçamos as características específicas do nosso corpo.

❏ Devemos ter o máximo de cuidado com a postura, para evitar sobrecargas nas colunas cervical, torácica e lombar.

❏ Este é, provavelmente, um dos poucos motivos para contra-indicar a musculação.

❏ Musculação que provoca dor é, provavelmente, inadequada. Pode significar pequenas lesões musculares.

Primeiros treinos de musculação

❏ Inicialmente, os profissionais de educação física preconizam o treinamento três vezes por semana, alternados por dias de descanso.

❏ Nas primeiras sessões, o aluno aprende a realizar um determinado movimento ou a utilização de um aparelho para cada um dos principais grupamentos musculares.

❏ Por exemplo: para PERNAS, COXAS, ABDÔMEN, PEITO, COSTAS, BÍCEPS e TRÍCEPS.

- Embora haja nomenclaturas diferentes, muitos chamam de "séries básicas", porque são indicados de um a dois exercícios para cada grande grupamento muscular.

- Uma série representa o número de repetições ou movimentos de um determinado músculo.

- Basicamente, a quantidade de repetições e de carga (peso) é que irá determinar o objetivo e o resultado do treinamento.

- De um modo geral, poderíamos dizer que quando buscamos a hipertrofia muscular, indicamos um exercício ou movimento com poucas repetições e muita carga.

- Exatamente ao contrário de quando buscamos a definição ou resistência muscular localizada. É quando sugerimos uma carga menor com um maior número de repetições.

EXEMPLO (de um grupo muscular qualquer):

PARA DEFINIÇÃO: 4 séries de 12, 15, 20 ou 25 repetições com 4 kg.
PARA HIPERTROFIA: 4 séries de 4, 6, 8 ou 10 repetições com 10 kg.

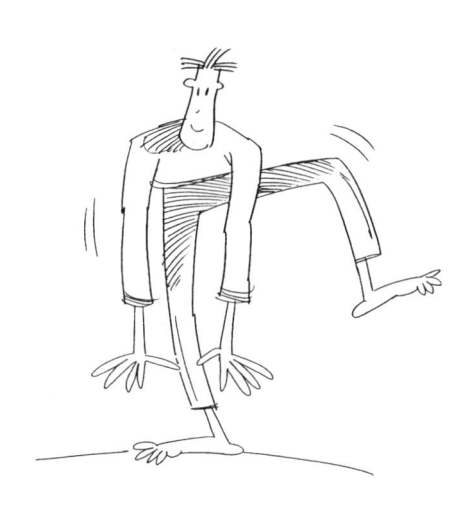

CAPÍTULO 20
Hipertrofia muscular & Treinamento físico

❏ Na medida em que o aluno se condiciona fisicamente, o treinamento avança.

❏ Os músculos são progressivamente mais exigidos e aumentamos a quantidade de exercícios para um mesmo grupamento muscular.

❏ Passamos a usar, por exemplo, de dois para três ou quatro aparelhos para o mesmo músculo.

❏ Ou seja, se inicialmente eram utilizados um ou dois tipos de exercício para cada grupo muscular, nas fases intermediária ou avançada a quantidade aumenta.

❏ Como isso consumiria um tempo muito maior de treinamento e esforço físico, aumentamos o número de treinamentos semanais e dividimos os grupos musculares a serem trabalhados em cada dia, deixando-os descansar na próxima sessão.

❏ Desta forma, podemos otimizar o rendimento do treinamento e minimizar o desgaste físico.

Anabolizantes

❏ Os anabolizantes são produzidos a partir dos hormônios masculinos, chamados de testosterona.

❏ Os anabolizantes aceleram todo o metabolismo do corpo.

❏ Os esteróides anabolizantes provocam um aumento rápido da massa muscular.

❏ Desenvolvidos na década de 1950, são utilizados de maneira irresponsável por pseudoprofissionais de saúde.

Quem usa os esteróides busca:

❏ Aumento da formação protéica.

- ❏ Diminuição da fadiga.

- ❏ Favorecer o metabolismo dos aminoácidos.

- ❏ Aumento da força de contratilidade muscular.

- ❏ Aumentar o tamanho dos músculos, pois quando administrada no organismo essa substância entra em contato com as células do tecido muscular e age aumentando-os.

- ❏ Aumentar o metabolismo basal, o número de hemácias e a capacidade respiratória, pois isto acontece quando é ingerido em doses altas.

- ❏ Diminuir as taxas de gordura, pois as alterações acima provocam essa redução.

- ❏ Ganhar força, potência e maior tolerância ao exercício físico.

- ❏ Sem grandes esforços, atingir a meta de mudar sua aparência rapidamente.

Os riscos para a saúde

- ❏ Ainda que os perigos causados pelo uso dos anabolizantes sejam amplamente divulgados, muitas pessoas ainda expõem sua saúde, fazendo uso desses produtos.

- Geralmente são pessoas muito inseguras, com baixíssima auto-estima. Arriscam a saúde apenas para ter um corpo maior.

- Os anabolizantes podem causar sérios prejuízos à saúde, tais como:

- Problemas cardíacos;

- Hipertensão arterial;

- Distúrbios psicológicos provocados pelo aumento da agressividade;

- Complicações renais e hepáticas;

- Também provocam a redução da produção dos hormônios sexuais, causando atrofias de testículos e impotência sexual.

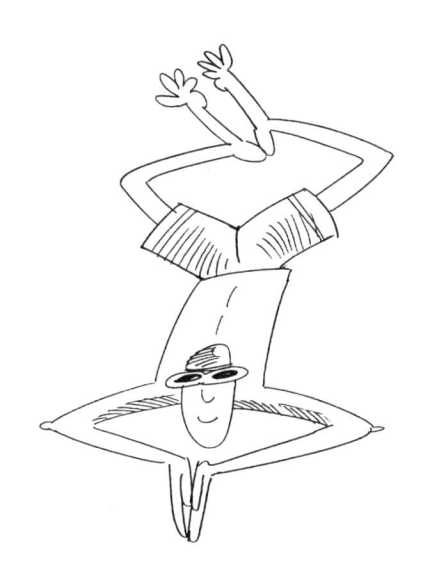

CAPÍTULO 21
Modalidades de exercícios

Natação

❏ As aulas de natação podem ser o primeiro contato das crianças com a educação física. A natação tem várias vantagens.

❏ A natação estimula o desenvolvimento da psicomotricidade e a autoconfiança.

❏ Também desenvolve a capacidade pulmonar e o sistema cardiovascular.

- ❏ Auxilia no tratamento da bronquite asmática.

- ❏ Não provoca impacto sobre a coluna vertebral e articulações.

Desvantagens
- ❏ O cloro pode ser ruim para os cabelos ou pele.

- ❏ No inverno, podemos ter menos prazer na natação. Pode ser difícil a hora de entrar e sair da água.

- ❏ Algumas pessoas podem ser mais suscetíveis às inflamações de ouvido e garganta no contato com a água, devido às variações da temperatura.

Corrida

- ❏ A corrida é uma excelente escolha de atividade física para quem quer melhorar o condicionamento, ganhar fôlego e manter o peso.

- ❏ É um excelente trabalho cardiovascular.

- ❏ Fortalece a musculatura dos membros inferiores.

- ❏ Não requer equipamentos e acessórios caros e pode ser praticada em quase todo lugar.

- Auxilia na preparação física de diversos esportes e pode ser realizada sem depender de outras pessoas.

- Lembre que, no condicionamento físico, a utilização das gorduras como fonte de energia e a redução do colesterol vão se dar a partir dos 30 minutos de atividade continuada.

- Com tempo inferior aos mencionados 30 minutos, evidentemente teremos um gasto calórico, mas não será proveniente da gordura.

- A corrida deve ser praticada sempre dentro das FCs preconizadas para sua faixa etária, sob orientação eventual de um profissional de saúde.

- Exceto sob orientação do seu professor de educação física, evite oscilações de intensidade.

Riscos, desvantagens ou cuidados

- Não é uma boa opção para quem está obeso ou com sobrepeso (IMC acima de 28).

- O excesso de peso aumenta a possibilidade de lesão sobre as articulações.

- Uma caminhada rápida durante uns dois meses poderá fortalecer seus músculos e articulações, diminuirá seu peso e IMC e logo você poderá iniciar um treinamento de corrida.

- Isto quer dizer que você nunca deve iniciar diretamente a corrida sem preparo prévio. Você precisa ser liberado pelo seu médico.

- A corrida também não é aconselhada para pessoas com problemas de coluna.

- Um tênis apropriado para amortizar o impacto sobre as articulações dos membros inferiores e coluna é indispensável.

- Muito embora pareça confortável, a corrida na praia também deve ser realizada com calçados apropriados para proteção dos tornozelos e pés, mesmo que seja sobre areia.

Futebol, vôlei e basquete

- São os esportes coletivos mais difundidos em nosso país.

- Melhoram o condicionamento físico, são ótimas opções de lazer e produzem uma boa quantidade de gasto calórico.

- Os três desenvolvem coordenação motora, destreza e agilidade.

- O vôlei e o basquete utilizam-se mais dos membros superiores do que o futebol, e, por isso mesmo, são exercícios mais completos.

- São de fácil acesso, reúnem pessoas de uma larga faixa etária e de todas as classes sociais.

- Como já vimos, nesses esportes se utilizam exercícios aeróbicos e anaeróbicos.

- Por causa disso, temos que estar atentos às variações de intensidade.

- São comuns os piques para chegar até uma bola lançada, seja na grande área, na entrada do garrafão ou levantada para o cortador.

- Para chutar, arremessar ou cortar, é nessa hora que corremos a toda velocidade e ninguém quer saber de poupar esforço. É um apelo irresistível a um esforço às vezes incontrolável e perigoso.

- Aquele chute, aquele arremesso, aquela cortada podem ser seu último movimento indolor por alguns meses.

Riscos, desvantagens ou cuidados

- Além dos riscos provocados nos enormes saltos no vôlei, o vôlei, o basquete e o futebol são esportes de muito contato físico.

- Logo, as possibilidades de lesão por contato (contusões, equimoses, fraturas) são enormes.

- Temos que evitar exageros. Respeitar o nosso corpo e o dos adversários.

- Os alongamentos antes e após o treinamento são fundamentais, pois estiramentos e lesões musculares podem ocorrer se não nos prepararmos para os esforços maiores.

- Aquecimento antes dos jogos é absolutamente necessário.

- Atletas de finais de semana devem cercar-se do maior cuidado possível, pois seus músculos, ossos e articulações não estão preparados para qualquer tipo de exercício.

- Também para evitar os riscos de acidentes cardiovasculares, deve-se manter em dia o checkup do coração.

- Recentemente, em 26/06/2003, na Copa das Confederações, o jogador Marc-Vivien Foe, jogador da República dos Camarões, teve morte súbita durante a partida semifinal contra a Colômbia.

- Mesmo sendo um atleta profissional, tendo sido submetido a exames periódicos, foi vítima de um acidente fatal.

- Imagine alguém acima do peso e desacostumado à prática regular de exercícios.

- Esporte é saúde, mas use o bom senso. Não tente se matar.

- Inicie com alongamentos, aqueça os músculos e, ao terminar os exercícios, desacelere progressivamente.

- Não deixe de praticar esportes, mas seja cuidadoso.

- Realize periodicamente seus exames médicos, para ter tranqüilidade e segurança.

Tênis

- O tênis é uma modalidade esportiva que vem se tornando popular apesar das dificuldades envolvidas: quadras, parcerias, horários e custo.

- A quadra pode ser de grama, de saibro (terra batida) ou de piso sintético. Os jogos para os homens são disputados no máximo em cinco sets, e para as mulheres, em três.

- Caso a disputa for de melhor de 3 sets, ganha quem fizer 2 primeiro. Em caso de melhor de 5 sets, ganha quem fizer 3 primeiro.

Musculatura mais utilizada

- Os músculos da perna e toda a musculatura da coxa (anterior, posterior, interna e externa) e glúteos.

- Trabalham também os músculos do braço (tríceps e bíceps) e do ombro (deltóides).

❏ E os extensores e flexores do antebraço.

Benefícios
❏ É uma atividade aeróbica com componentes anaeróbicos.

❏ O tênis estimula a agilidade, destreza, força, velocidade, ritmo e coordenação motora.

Lesões mais encontradas nos tenistas
- Coluna: 22%;
- Joelho: 19,3%;
- Cotovelo: 15,9%;
- Perna: 13%;
- Cotovelo: 15,9%.

Hatha yoga

❏ A Yoga utiliza a associação de exercícios de alongamentos com trabalhos respiratórios e posturas, além da concentração e meditação.

❏ Por integrarem corpo, mente e espírito, os benefícios da Yoga vão além dos das demais atividades.

Benefícios
❏ Eles diminuem as tensões nervosas, alongam o corpo, relaxam e promovem um bem-estar geral no praticante.

❏ Os exercícios respiratórios são excelentes, e a sua

prática regular ao encontro das necessidades de uma vida urbana estressante.

❑ São indicados como método auxiliar de doenças da coluna e respiratórias.

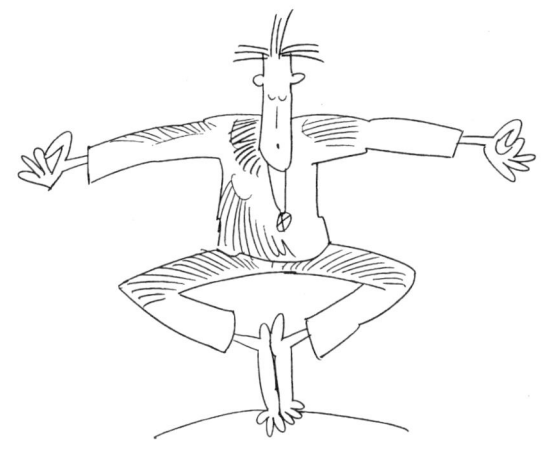

Artes marciais

❑ Seja pelo caráter filosófico ou esportivo competitivo, as artes marciais sempre foram muito difundidas em todo o mundo. A disciplina física e a concentração são necessárias tanto para o judô como para o karatê ou jiu-jítsu.

❑ São atividades físicas com predominância anaeróbia. O seu treinamento regular promove um aumento da velocidade das respostas motoras de todos os músculos.

❏ Os atletas de artes marciais desenvolvem a força e explosão dos movimentos.

❏ Aprimoram valências físicas tais como: coordenação motora, agilidade, flexibilidade, ritmo e equilíbrio.

❏ A seguir, um breve comentário sobre algumas das modalidades de artes marciais mais difundidas no Brasil.

Judô

❏ Não encontramos um registro histórico preciso sobre o surgimento do judô, sabe-se apenas que ele é muito antigo.

❏ Após 1867, o Dr. Jigoro Kano, grande estudioso e conhecedor das artes marciais, sintetizou os ensinamentos de diversas escolas, criando um método próprio de educação do físico e da mente e fundando sua própria escola, a Kodokan, primeiro instituto de divulgação do judô no mundo.

Karatê

❏ A palavra Karatê significa "mãos vazias" (Kara-Vazia/ tê-Mãos). A história nos conta que durante a dinastia Ming (1368-1644 a.C.), cinco monges escaparam da destruição do Templo Shao-lin.

❑ Eles ficaram conhecidos como "Os Cinco Ancestrais", e vagaram por toda a China, cada um com o seu tipo de Kung-Fu. Vários historiadores acreditam que deste fato surgiram os cinco estilos mais famosos de Kung-Fu: Tigre, Dragão, Leopardo, Serpente e Grou.

Jiu-jítsu

❑ O jiu-jítsu é uma arte marcial japonesa elaborada de maneira coletiva a partir do século XVII, embora suas raízes remontem a mais de cinco séculos.

❑ Diz respeito tanto ao combate a mãos nuas quanto ao combate armado. Fundamenta-se em um princípio geral chamado "ju".

❑ Segundo a tradição das artes marciais japonesas, o termo "ju" refere-se a um esforço de integração ao meio, de adaptação a uma situação, de alcance da harmonia com o ambiente ao redor. "Jiu-Jítsu" seria "ceder para vencer", em dizeres mais simples.

Ciclismo & spinning

❑ O ciclismo é uma atividade rítmica e cíclica, excelente para desenvolvimento dos sistemas de energia aeróbico e anaeróbico, dependendo do tipo de treinamento aplicado.

- Ajuda a desenvolver o sistema cardiovascular, sendo indicado como ótimo exercício para queima de gordura corporal e desenvolvimento de resistência, de força muscular de pernas.

- Considerada uma atividade mais segura que a corrida, por oferecer menos impacto, é uma das atividades físicas mais procuradas pelo alto consumo energético, embora exija do praticante maior habilidade, equilíbrio e reflexos que a prática da corrida, quando realizado ao ar livre.

- Ciclismo estático: praticado em bicicletas ergométricas, sendo um exercício aeróbico alternativo e seguro que pode ser feito em casa, academia, etc.

- Indicado para indivíduos que apresentam determinados tipos de lesões de joelhos, quadris e coluna e que não podem caminhar; grávidas, idosos com osteoporose e principalmente obesos, por oferecer maior segurança, sustentação e facilidade de manejo.

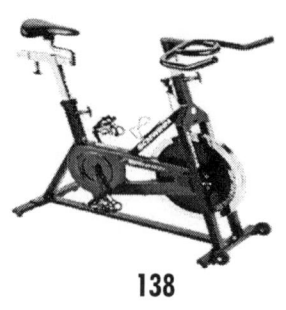

❏ O spinning é uma aula de ciclismo feita em grupo, utilizando uma bicicleta ergométrica adaptada para este treinamento.

Benefícios

❏ Alto gasto calórico (emagrece com eficiência), fortalecendo a musculatura dos membros inferiores.

❏ Propicia excelente melhora do condicionamento físico.

❏ Os exercícios simulam vários tipos de percursos de bicicleta, como subida e descida de ladeiras e pedaladas no plano.

❏ Na bicicleta existe um graduador de carga, como se fosse uma bicicleta de corrida comum, onde cada pessoa controla o ritmo de acordo com a sua resistência.

❏ Dica sobre a altura do banco: fique em pé ao lado da bicicleta e posicione a altura do banco pouco abaixo da linha de seu umbigo.

Ginástica laboral

❏ A ginástica laboral é mais uma ferramenta disponível para as empresas para prevenir as doenças ocupacionais, contribuindo para melhoria da qualidade de vida dos funcionários.

- Ginástica laboral caracteriza-se por ser uma atividade desenvolvida no ambiente de trabalho, através de exercícios que vão agir favoravelmente sobre as estruturas ósseas e musculares mais solicitadas durante o trabalho.

- O objetivo maior é prevenir o L.E.R. (doença por esforço repetitivo) e os D.O.R.T. (distúrbios osteomusculares relacionados ao trabalho).

- Estes são os grandes vilões por afastamentos dos empregados das empresas. Desenvolvidos pela fadiga decorrente da tensão e repetitividade dos movimentos, prejudicando as articulações, músculos, nervos, etc.

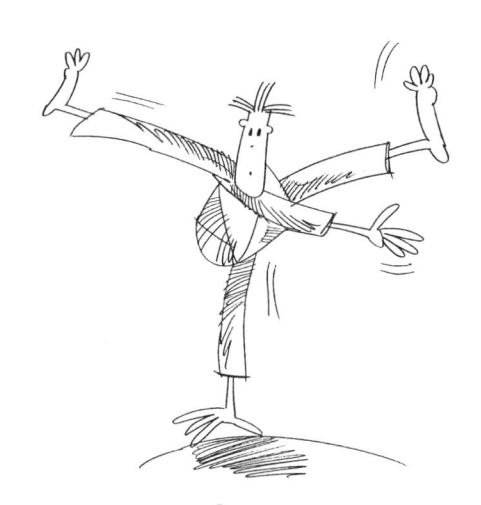

CAPÍTULO 22
A fisiologia dos exercícios e as avaliações periódicas

❏ Não custa reforçar aqui a importância das avaliações físicas periódicas.

❏ Fisiologia do exercício é a ciência que estuda o comportamento e o rendimento do corpo humano sob condições de esforço.

❏ É a análise dos vários sistemas e órgãos do corpo durante o exercício físico.

❏ Seja na secreção de hormônios como a adrenalina e insulina, no consumo de oxigênio e produção de CO_2 ou ácido lático.

- A partir destes estudos podemos aprender como aprimorar os mecanismos de contratilidade dos músculos.

- A fisiologia do exercício ensina como aumentar o condicionamento físico sem levar nossos atletas ao estado de fadiga.

- Ela não apenas evita acidentes, como também é importante para verificar e nortear o andamento do treinamento físico.

- Quando comparamos os resultados de uma reavaliação com a avaliação inicial, podemos detectar quais os grupamentos musculares que tiveram maior ou menor desenvolvimento.

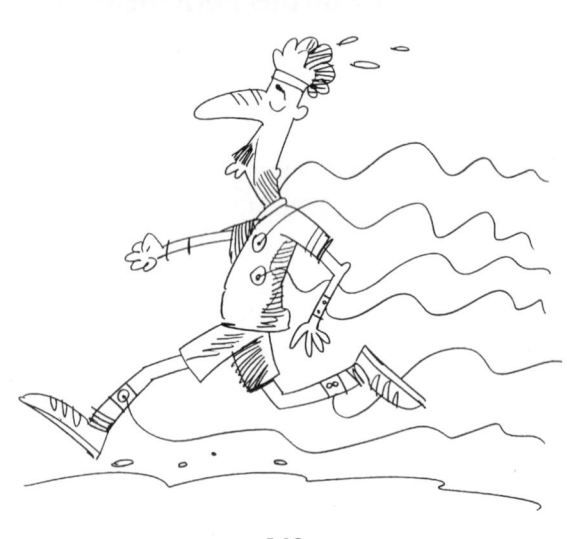

- ❏ Ao modificar a prescrição de treinamento ou alterar as séries, poderemos, se quisermos, priorizar o treinamento de um grupo muscular.

- ❏ Força, resistência, velocidade, explosão ou flexibilidade podem receber mais ou menos atenção do preparador físico em função das necessidades do atleta e do esporte por ele praticado.

- ❏ Existem algumas centenas de metodologias para avaliar, detectar, iniciar ou desenvolver habilidades motoras e esportivas.

- ❏ Da fita métrica e balança para alunos em idade escolar até equipamentos com tecnologia da NASA para medir nuances metabólicos de atletas olímpicos.

- ❏ Os estudos geralmente são feitos por uma equipe multidisciplinar (médicos, professores de educação física, fisioterapeutas, nutricionistas, etc).

- ❏ O objetivo desta equipe é estudar tudo aquilo que poderá melhorar o rendimento do corpo.

- ❏ Além disso, pesquisa como avaliar a performance do corpo em treinamento e como e quando alimentar e hidratar o corpo.

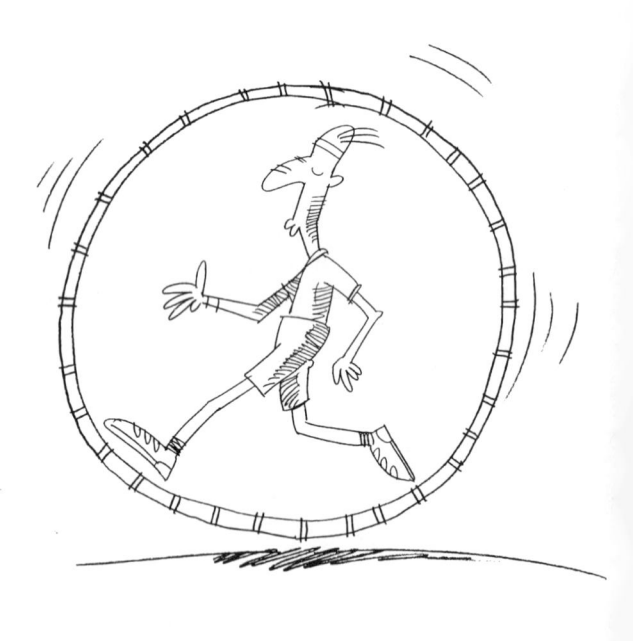

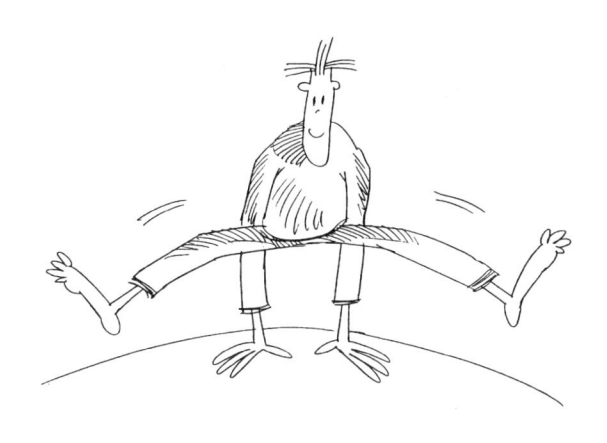

CAPÍTULO 23
Nutrição & Suplementação alimentar para quem se exercita

❏ Nunca se exercite em jejum.

❏ Tome líquidos antes, durante e após o exercício.

❏ Hoje virou moda o uso aleatório de vitaminas e suplementos.

❏ Alguns suplementos em excesso podem ter ação tóxica. Fale com seu médico.

❏ Se você se alimenta bem, come de tudo, principalmente frutas e verduras, provavelmente não necessita de suplementos vitamínicos.

❏ Uma avaliação com um médico nutrólogo ou nutricionista é a maneira mais correta de investigar se existe ou não a necessidade da suplementação alimentar.

Suplementação alimentar

❏ É cada vez mais comum a utilização de suplementos alimentares entre os praticantes de musculação.

❏ Embora não causem os malefícios dos esteróides anabolizantes, os suplementos não são tão inofensivos.

❏ Constituem-se, principalmente, de aminoácidos ingeridos com o objetivo de aumentar a produção de proteínas nos músculos e, com isso, ocorrer hipertrofia.

❏ A utilização sem orientação desses suplementos poderá provocar uma sobrecarga renal e hepática.

❏ Não precisa ser um cientista para observar os efeitos colaterais. Basta olhar nas costas e ombros dos usuários aleatórios.

❏ Em cada dez jovens usuários de suplementos, quase 50% deles apresentam erupções alérgicas sobre a pele. Nem por isso as academias e lojas deixam de ser coniventes com a venda desses suplementos.

- ❏ Elevam sua margem de lucro vendendo energéticos, aminoácidos, creatina e outros com o questionável objetivo de diminuir a fadiga, aumentar o rendimento do treinamento e a queima de gorduras.

- ❏ Aqui nos deparamos mais uma vez com as "Receitas de Bolo", através do uso indiscriminado de suplementos alimentares.

- ❏ É um erro acreditar que somos todos iguais e com as mesmas carências nutricionais.

- ❏ A literatura que fala sobre o assunto é ampla. Leia, informe-se, fale com seu médico.

- ❏ É compreensível que um atleta profissional faça uso orientado dos suplementos nutricionais, pois ele tem atividades físicas em torno de quatro horas diárias, de cinco a seis vezes por semana.

- ❏ Mas nada justifica, por exemplo, um universitário ou um jovem trabalhador usar, apenas porque faz exercícios de musculação.

- ❏ Ainda que tenham regularidade e disciplina em seu treinamento, com duração média de uma hora por dia, mesmo assim isso não seria justificativa. Uma dieta fracionada de cinco a seis vezes por dia, balanceada e diversificada, seria muito mais coerente e eficiente sob o ponto de vista nutricional.

- Mais de 70% das doenças devem-se, ao menos em parte, à alimentação.

- Para manter uma dieta sadia basta ter conhecimento sobre os alimentos mais saudáveis e criatividade na forma de prepará-los.

- Dieta sadia não quer dizer comer mal, deprimir-se com o que não podemos comer ou simplesmente não termos gosto pela comida.

- Use como princípio: para ser saudável você não precisa comer o que odeia!

10 mandamentos da alimentação para quem se exercita

1. EVITE GORDURAS. Elas estão diretamente envolvidas na geração do infarto, hipertensão, derrame, câncer de próstata, cólon e mama.

2. SAIBA IDENTIFICAR A PRESENÇA DE GORDURA NO ALIMENTO. Mesmo que você não veja ou não sinta, há a presença de gordura nos embutidos (salsichas, salames, etc.) queijos duros, frituras, derivados do leite integral (sorvetes inclusive), doces e tortas.

3. COMA MAIS PEIXE. Nele há proteínas e pouca gordura de um tipo especial chamado omega-3, que é benéfica para a saúde.

4. COMA MAIS FIBRAS. Grãos em geral, quanto mais naturais, melhor, arroz e pão inte-grais, e frutas são carregados de fibras, um tipo de carboidrato de digestão lenta, que arrasta consigo pelas fezes o excesso de gordura que ingerimos. São chamados carboidratos complexos em contraposição com os carboidratos simples (açúcar, batata, farinha refinada da pizza), que de pouco ou nada servem para o organismo, pois são de digestão rápida.

5. COMA MENOR QUANTIDADE COM MAIOR FREQÜÊNCIA. Isto faz o organismo produzir menos insulina, o hormônio responsável pela absorção do açúcar, principalmente.

6. COMA MENOS SAL. Nosso organismo não necessita mais do que 3 g de sal por dia (ou seja, 3 tampas de caneta BIC). O sal em excesso é um dos causadores da hipertensão arterial. Temos 25 milhões de hipertensos no Brasil.

7. TOME ÁGUA. Você pode ficar 30 dias sem comer, mas não agüenta mais de 3 dias sem água.

Seu organismo necessita de em torno de 2 litros por dia. Pense na água como um alimento saudável que não engorda, recompõe suas células e faz seu metabolismo funcionar.

8. COMA MAIS CEDO. A sabedoria popular diz que você deve ter um café-da-manhã de um rei, almoço de um príncipe e jantar de um mendigo.

9. COMA MAIS FRUTAS E VERDURAS. Se você não aprendeu na infância, fica mais difícil. Corrija seus hábitos alimentares e ensine seus filhos.

10. DEFINA A QUALIDADE DE SEUS ALIMENTOS, PREOCUPE-SE MENOS COM A QUANTIDADE. A necessidade diária de alimentos é variável para cada indivíduo. Mas a qualidade é inegociável.

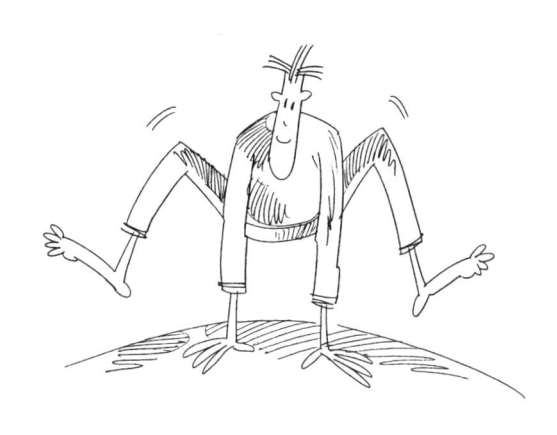

CAPÍTULO 24
Exercícios físicos para indivíduos maduros

Ingressar em um programa de atividade física dirigida para a 3ª idade poderá ser uma ótima opção para melhoria da qualidade de vida, como também para administrar melhor o tempo disponível.

❑ A MATURIDADE pode também ser denominada de "melhor idade" ou de "terceira idade".

❑ É a idade do tempo mais disponível e da sabedoria para aproveitar as coisas boas da vida.

❑ Os jovens com 65 anos ou mais que têm uma postura correta diante desta fase da vida são muito felizes.

- Tomando os devidos cuidados com a saúde, eles buscam a dança, os exercícios e os esportes como complementos.

- Dispostos e alegres, sentem-se física e intelectualmente mais produtivos que nunca.

- Os indivíduos irrequietos, fisicamente ativos, inquisitivos e sem medo de mudar vivem mais.

- Existem, em todo o país, diversas organizações que planejam e executam programas para esse grupo de indivíduos. Junte-se a eles.

- Além de cuidar do corpo, os indivíduos fazem novos amigos e mantêm convívio com pessoas que enfrentam os mesmos problemas de integração social.

- De caráter lúdico ou terapêutico, o exercício físico diminui consideravelmente a ocorrência de aterosclerose, artroses, dores lombares ou cervicais, depressão, etc.

- O exercício melhora muito a circulação sangüínea, baixando inclusive a pressão arterial.

- A atividade física pode aprimorar a contração e o desempenho do coração; reduz a deposição de gorduras e o aparecimento de aterosclerose e de doenças coronarianas.

- Todas as faculdades e sentidos do corpo humano declinam com o passar dos anos. Entretanto, nem todas declinam no mesmo ritmo.

- A prática regular de atividade física terá um papel significativo na velocidade dessas transformações.

- Se compararmos um homem de 80 anos com um de 30, verificaremos que apenas 10 ou 15% da velocidade de condução nervosa é diminuída.

- O débito cardíaco (FC x volume de ejeção do sangue) tem uma redução de 20 a 30%.

- E a capacidade respiratória terá uma perda de até 40%.

- Isto quer dizer que um indivíduo idoso, com o acompanhamento médico e devidamente orientado, pode ter uma vida fisicamente ativa.

- Outro exemplo: a força muscular também tem seu declínio, mas a causa principal é a diminuição da massa muscular, que reflete perda de proteína muscular gerada pela inatividade.

- Assim como a perda da massa óssea, pode ser combatida com exercícios e dieta alimentar.

- Para melhorar as funções cardíacas, vasculares e

pulmonares são indicadas: caminhada, natação ou, ainda, o uso de bicicleta ergométrica.

- ❏ Para a manutenção dos músculos e articulações, recomenda-se exercícios de alongamentos, corretivos posturais e localizados leves.

- ❏ A freqüência semanal ideal é de três vezes intercaladas por dias de repouso.

- ❏ Duração de 30 a 60 minutos, conforme interpretação dos resultados do seu teste ergométrico.

- ❏ É fundamental que se tenha um acompanhamento, se possível multidisciplinar.

- ❏ O relacionamento entre o médico responsável e o profissional de educação física deve ser claro, periódico e sinérgico.

- ❏ É possível que o idoso faça uso de medicamentos, por exemplo, para controle da hipertensão.

- ❏ A ação desses fármacos deve ser compreendida pelo professor que o orienta.

- ❏ Se houver medidas periódicas da pressão arterial durante a prática das atividades físicas, o professor poderá informar ao médico se o medicamento utilizado está mantendo a pressão sob controle.

- Os resultados dessa parceria entre médico e professor têm sido surpreendentes, e quem ganha com isso é o idoso.

- Há fortes indícios científicos de que a atividade promove a longevidade e, sobretudo, um enorme aumento na qualidade de vida.

- Quem se exercita é mais feliz, em qualquer idade. E vive mais.

Musculação na terceira idade

- A musculação, hoje, também é preconizada para a terceira idade, desde que bem orientada e com supervisão médica.

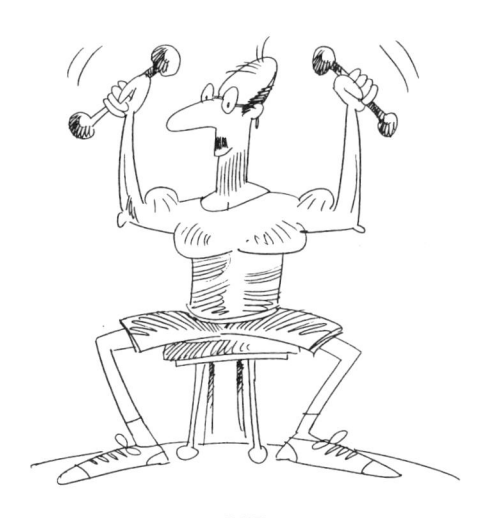

- Em idosos, os exercícios de musculação, além de conservarem a massa muscular, evitam a perda de massa óssea por osteoporose.

- As **mulheres** que fazem musculação também reduzem a incidência e progressão da osteoporose.

- Exercícios com pesos são importantes para os idosos, pois preparam a massa muscular para a realização de qualquer outro exercício: caminhar, por exemplo.

- A musculação objetiva manter a densidade óssea e minimizar a perda progressiva da massa muscular, que ocorre a partir dos 30 anos de idade.

- Em idosos, a perda de massa muscular facilita a ocorrência de fraturas.

- A falta de força muscular permite e facilita quedas ao solo.

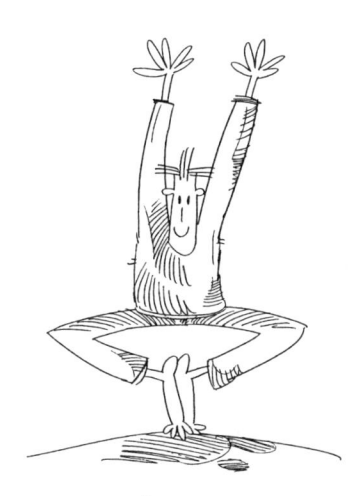

CAPÍTULO 25
A escolha da academia ou clube de ginástica

FATOR 1 — Preço. Às vezes a existência de sauna ou piscina encarece a mensalidade. Pague pelo que você usa.

FATOR 2 — Assessoria de profissionais treinados. Veja qual é a disponibilidade da academia em termos de personal trainers ou professores de educação física.

FATOR 3 — Flexibilidade de horários. Você pode não estar disponível todos os dias na mesma hora. Ou você pode decidir ocupar aqueles 30 minutos livres entre dois compromissos.

FATOR 4 — Horários noturnos disponíveis. Você pode decidir fazer seu exercício após o teatro ou cinema.

FATOR 5 — Equipamentos de qualidade. Não só a variedade, mas, principalmente, a qualidade é que conta.

FATOR 6 — Número de equipamentos disponíveis. Se você tiver que esperar na fila para usar determinado equipamento, estará perdendo tempo precioso.

FATOR 7 — Ambiente organizado e limpo. O bom funcionamento de uma academia identifica-se também pelo ambiente oferecido.

FATOR 8 — Bom conceito. Uma academia bem-falada tem mais chance de ser realmente boa.

FATOR 9 — Quem são os freqüentadores. Parceria conta. Exercitar-se entre amigos torna tudo mais fácil e divertido.

FATOR 10 — Proximidade de sua casa. Morar perto facilita seu banho e a retomada de suas atividades.

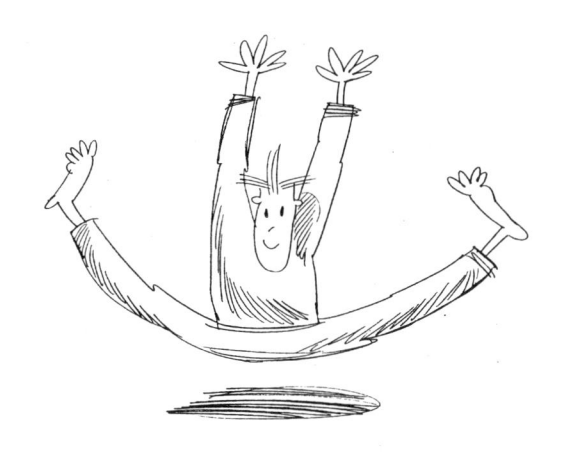

CAPÍTULO 26
Fatos e mitos sobre a atividade física

1. **Os exercícios abdominais emagrecem?**
   Os exercícios abdominais NÃO emagrecem. Sua função é tonificar e definir a musculatura do abdômem.

2. **Queimamos gorduras em qualquer exercício?**
   Somente após 30 minutos de atividade aeróbia continuada é que acionamos o metabolismo de consumo de gordura. Logo, os exercícios de longa duração e intensidade moderada são os mais indicados. Caminhada, corrida, bicicleta, hidroginástica e natação são bons exemplos de exercícios aeróbios que utilizam a gordura como fonte de energia.

3. Comer carne à vontade auxilia na reposição da energia gasta pelo exercício.

Não é bem assim. A proteína da carne é necessária na alimentação em até 2g por quilograma de peso. Carne em excesso pode sobrecarregar rins e fígado.

4. Não se deve tomar líquidos durante o exercício.

É errado impedir que alguém tome água ou líquidos neutros durante a atividade física. O corpo também precisa de água para regular a temperatura interna e repor as perdas pelo suor.

5. Suar bastante faz bem para a saúde.

A desidratação provoca perda de rendimento físico. Antes de uma atividade física prolongada ou em dias de muito calor, faça uma hidratação extra de 400 a 600ml, vinte minutos antes dos exercícios.

6. Beber muito facilita o exercício.

Um volume de cerca de 250ml ingerido a cada 10 a 15 minutos de intervalo é satisfatório, pois maiores volumes tenderiam a produzir a sensação de "estômago cheio".

7. Alongamentos são absolutamente necessários antes dos exercícios?

Todos sabem da importância dos alongamentos antes da prática desportiva. Eles preparam os músculos para contração e extensão de várias intensidades e as articulações para movimentos de diversas amplitudes.

8. Alongamentos após o exercício são desnecessários.
Errado. Os alongamentos após a atividade física têm como objetivo, além de relaxar a musculatura contraída, permitir uma melhor perfusão sangüínea, através das artérias, que levam oxigênio e nutrientes, bem como das veias, que retiram os resíduos e CO^2, produzidos durante o esforço.

9. Provocar maior sudorese durante o exercício não é saudável.
Jamais utilize sacos plásticos na cintura objetivando queimar mais gorduras. Eles obstruem e dificultam a sudorese, impedem que o calor excessivo seja dissipado e não queimam gorduras.

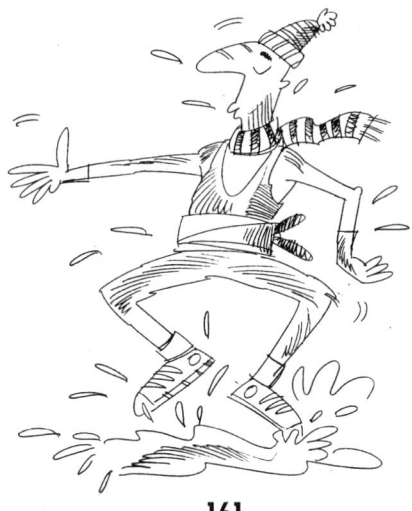

10. Roupas leves são as melhores.
É importantíssimo que as roupas utilizadas sejam de tecidos leves para não inibir os movimentos e a amplitude máxima de suas articulações.

11. O calçado adequado para o exercício é fundamental.
O tênis deve ser flexível, confortável e com uma boa camada de gel para absorção de impacto e para proteger as articulações dos membros inferiores.

12. Exercitar-se todos os dias é melhor para a saúde.
Correto. Exercícios feitos esporadicamente não condicionam fisicamente.

13. Sentir dores musculares durante e após o exercício é normal e desejável.
Errado. As dores podem significar algum distúrbio osteomuscular ou exercício em excesso.

14. Se você fica tão ofegante durante a caminhada que nem consegue falar, provavelmente está excedendo sua capacidade física.
Correto. Não conseguir falar por exaustão é a demonstração de que os limites físicos foram ultrapassados.

Dos autores:

Fernando A. Lucchese

É médico, cirurgião cardiovascular e escritor. Seus livros anteriores *Pílulas Para Viver Melhor*, *Pílulas Para Prolongar a Juventude* e *Desembarcando o Diabetes*, estão à venda em todo o Brasil.

Cláudio Nogueira de Castro

Cláudio é personal trainer em São Paulo, onde no INCOR/USP se especializou em prevenção e reabilitação cardíacas. Como fisiologista do exercício atuou junto a equipes de futebol profissional e seleção brasileira de voleibol masculino. Utiliza-se dos mais modernos conceitos em avaliação e prescrição de treinamento, os quais são disponiblizados nos livros do Dr. Lucchese.

Glossário

ADIPÔMETRO – Aparelho utilizado para medir a quantidade de gordura corporal.

ADRENALINA E NORA-ADRENALINA – São hormônios secretados pela glândula supra-renal, responsáveis pela defesa e ataque nas condições de perigo. O sistema adrenérgico em que estes hormônios atuam constitui o mecanismo de estresse do organismo. Provocam taquicardia do coração, boca seca e mãos frias.

AERÓBIA – É o tipo de atividade física de longa duração e intensidade moderada, destinada à melhoria da função cardiovascular. Para quem objetiva ganho de fôlego e utilizar gorduras como fonte de energia. O aporte e o consumo de oxigênio estão em equilíbrio.

AERÓBICA – Modalidade de exercício físico ou tipo de ginástica.

ANAERÓBIA – É o tipo de atividade física de curta duração e alta intensidade, destinada a quem objetiva melhorar o condicionamento físico com ganho de fôlego e utilização de gorduras como fonte de energia.

ARRITMIAS – São batimentos cardíacos anormais originados em locais inapropriados do coração.

Podem ser graves ou leves, de acordo com a repercussão sobre a pressão arterial e o desempenho do coração.

ARTROSE – É uma doença articular caracterizada por degeneração da cartilagem e formação óssea desordenada. Ocorre com mais freqüência no sexo masculino, iniciando na faixa etária entre os 45 e 50 anos.

AORTA – É a principal artéria do corpo, saindo do coração e levando sangue para todos os demais órgãos.

ATEROMA – É o depósito de gorduras na parede das artérias, de pequeno, médio e grande porte. Surge principalmente nas coronárias que irrigam o músculo cardíaco, nas artérias cerebrais e na aorta.

ATEROSCLEROSE – Doença de progressão lenta, de início precoce, cuja característica é o "Ateroma". É a maior epidemia de todos os tempos. Trata-se de um depósito de gordura em artérias de grande, médio e pequeno calibres, tais como a aorta, as coronárias e as artérias cerebrais.

AUTO-ESTIMA – É um dos processos psicológicos que mais influenciam a vida e o desempenho humano, pois representa o nosso componente emocional mais importante, por estabelecer a intensidade de autopreservação de que dispomos.

BIOIMPEDÂNCIA – Uma das técnicas utilizadas para verificação do percentual de gordura corporal.

BRADICARDIA – É o contrário de taquicardia. É o batimento cardíaco lento, abaixo dos 60 por minuto. Comum em atletas pelo efeito do treinamento aeróbio continuado ou em pacientes, por ação medicamentosa.

CICLOERGÔMETRO – O mesmo que bicicleta ergométrica.

CIFOSE – É a acentuação da curvatura dorsal, encurvando o indivíduo para a frente e provocando alterações progressivamente permanentes na coluna.

CIRCULAÇÃO ARTERIAL – Refere-se ao sangue oxigenado, que parte do coração, levado pelas artérias para todos os sistemas, órgãos e músculos do corpo.

CIRCULAÇÃO VENOSA – Refere-se ao sangue já sem oxigênio e carregado de CO^2 e resíduos, que saem de várias partes do corpo em direção ao coração.

COLUNA CERVICAL – Porção da coluna vertebral, na região do pescoço, com sete vértebras.

COLUNA TORÁCICA – Porção da coluna vertebral correspondente à região do tórax, com 12 vértebras.

COLUNA LOMBAR – Porção da coluna vertebral correspondente à parte inferior das costas, com cinco vértebras.

CONTRATILIDADE – É a força contrátil do músculo cardíaco (contratilidade miocárdica) ou dos músculos esqueléticos que promovem os movimentos do corpo.

CO^2 – Gás carbônico expelido com o ar nas trocas gasosas do pulmão, é o produto final a ser eliminado após a utilização do oxigênio pelo corpo.

DÉBITO CARDÍACO – É a quantidade de sangue bombeada a cada batimento cardíaco. É geralmente expresso em litros por minuto. Em um indivíduo normal o débito cardíaco é maior do que 5 litros por minuto.

DEFINIÇÃO MUSCULAR – É o processo de treinamento físico que objetiva o estabelecimento do vigor muscular e sua definição.

DOENÇAS CORONARIANAS – São doenças ocasionadas por obstruções das artérias coronárias, responsáveis pela irrigação do miocárdio (músculo cardíaco).

DELETÉRIO – É uma coisa que faz mal. Aqui se refere aos exercícios executados de maneira inadequada ou aos maus hábitos alimentares do indivíduo.

ELETRÓLITOS – São substâncias inorgânicas conhecidas como minerais que são fundamentais para as funções celulares normais. São exemplos o sódio, o potássio, o cálcio, etc.

ENDORFINA – Substância produzida pelo nosso cérebro, secretada durante algumas atividades físicas e que provoca sensação prazerosa, obscurecendo, inclusive, a sensação de dor.

ESCOLIOSE – É definida como desvio lateral da coluna vertebral no plano frontal. No entanto, esta deformidade geralmente ocorre nos três planos.

ESTIMULAÇÃO VAGAL – Aqui se refere ao nervo vago, responsável pela diminuição dos batimentos cardíacos. Causa ao paciente sensação de desmaio, vertigem, extremidades frias, queda da pressão arterial. Certos exercícios excessivos podem provocá-la.

EXAME ERGOESPIROMÉTRICO – Uma variação da avaliação ergométrica, em que é adicionado um espirômetro para análise dos gases expirados e inspirados.

EXAME ERGOMÉTRICO – É uma avaliação da capacidade física, que mede, além do condicionamento físico, a evolução da pressão arterial, da freqüência do coração e aspectos eletrocardiográficos.

FIBRAS DE CONTRAÇÃO RÁPIDA – Também conhecidas como fibras musculares brancas, são preferencialmente utilizadas nas atividades de muita intensidade – anaeróbias.

FIBRAS DE CONTRAÇÃO LENTA – Ou fibras vermelhas, utilizadas preferencialmente nas atividades com duração prolongada – aeróbias.

FISIATRA – É uma especialização médica. Os fisiatras tratam de uma variedade de doenças provocadas ou não pelo exercício físico, que vão desde dor nos ombros até lesões da medula espinhal e da coluna vertebral.

FISIOLOGIA DO EXERCÍCIO – É o estudo do comportamento do corpo humano diante do esforço. O fisiologista realiza avaliações adipométricas, ergométricas e de aptidão física, determina limites para treinamento de indivíduos cardíacos, sedentários ou até mesmo testes de sensibilidade a altitudes em atletas olímpicos.

HEMATOSE – Troca gasosa de CO^2 por O^2, que ocorre nos alvéolos e capilares dos pulmões.

HEMODINÂMICA – Refere-se ao deslocamento e fluidez do sangue dentro das artérias e veias.

HDL – Lipoproteína de alta densidade. É a fração boa do colesterol total, que aumenta com a prática regular de exercícios físicos.

HIPERCOLESTEROLEMIA – Colesterol elevado, também chamado de dislipidemia ou distúrbio do colesterol.

HIPERTENSÃO – Refere-se a uma pressão arterial acima dos valores preconizados pela Organização Mundial de Saúde, que são de 140/90. É a força que o sangue exerce sobre a parede interna das artérias.

HIPERTROFIA MUSCULAR – O contrário de atrofia. É o desenvolvimento da massa muscular através do exercício. Existem limites saudáveis para este processo de treinamento, que não devem ser excedidos.

IMC = ÍNDICE DE MASSA CORPÓREA – É um padrão de medida utilizado por profissionais de saúde para determinar o estado nutricional das pessoas. Conseguido através da divisão do peso corporal pela altura em metros ao quadrado.

INDIVIDUALIDADE BIOLÓGICA – São as características individuais de cada pessoa.

ISQUEMIA – É a interrupção ou diminuição da oferta de sangue com oxigênio e nutrientes a determinado órgão ou região, provocada pela obstrução das artérias.

INFRA-UMBILICAL – Porção inferior da musculatura reto-abdominal, abaixo da linha do umbigo.

LORDOSE – É o aumento anormal da curva lombar, fazendo o indivíduo curvar-se para trás (como se fosse um lorde).

LIMIAR ANAERÓBIO (LA) – Segundo o fisiologista Turibio Leite de Barros Neto, "o limiar anaeróbio representa índice objetivo do nível de tolerância ao exercício que pode ser modificado pelo treinamento."

LIMITES FISIOLÓGICOS – São determinados por meio da interpretação dos resultados das avaliações. Determinam as zonas de treinamento físico para cada pessoa, evitando propor uma atividade abaixo ou acima da capacidade.

mmHg – Unidade de medida da pressão arterial em milímetros de mercúrio.

MIO-ARTICULARES – Refere-se a músculos e articulações.

MIOCÁRDIO – Músculo cardíaco.

MITOCÔNDRIAS – Podemos dizer que é uma espécie de usina celular que queima oxigênio e nutrientes para produzir energia.

MUSCULOESQUELÉTICO – Refere-se aos músculos que revestem os ossos, responsáveis pelo movimento do nosso corpo.

NÓDULO SINUSAL – É o marcapasso cardíaco, local em que nasce o estímulo elétrico para que haja o batimento cardíaco, daí irradiando-se para o resto do coração.

NUTRÓLUGO – Especialização médica da área de nutrição.

OBESIDADE MÓRBIDA – Conceito de obesidade referindo-se a indivíduos com IMC igual ou superior a 40.

OBLÍQUOS – Músculos da região lateral do abdômen.

OSTEOMUSCULAR – Relativo a músculos e ossos.

OSTEOPOROSE – É uma doença que causa o enfraquecimento dos ossos, mais comum em mulheres após a menopausa.

PLICÔMETRO – O mesmo que adipômetro.

PRESSÃO ARTERIAL DIASTÓLICA – É a pressão arterial mínima.

PRESSÃO ARTERIAL SISTÓLICA – É a pressão arterial máxima.

PSICOMOTRICIDADE – É a integração e percepção do movimento de seu corpo. Refere-se ao aprendizado da criança no desenvolvimento de suas capacidades cognitivas, intelectuais, associadas ao espaço físico e ao ambiente onde vive.

RESÍDUOS CATABÓLICOS – São resíduos originários da transformação de alimentos em energia através de um processo oxidativo.

TABAGISMO – Hábito de fumar. É um dos fatores de risco das doenças coronarianas.

TRAÇADOS ELETROCARDIOGRÁFICOS – São o registro do eletrocardiograma.

TRÍCEPS – Musculatura anterior do braço.

TRANSVERSOS – Musculatura com inserções abdominais e torácicas.

SEDENTARISMO – Vem de sedentário, quem não tem atividade física regular.

SEDENTARIZANDO – Na realidade esta expressão não existe. Foi criada por nós para demonstrar como, historicamente, o homem tornou-se cada vez mais sedentário.

SEIOS CAROTÍDEOS – Localizados na artéria carótida, são reguladores da pressão arterial.

SUPRA-ILÍACO – Ou supra-ilíaca, é uma região anatômica, acima da crista do osso ilíaco.

SUPRA-UMBILICAL – Aqui se refere à região superior do músculo reto-abdominal.

TAQUICARDIA – É uma aceleração dos batimentos cardíacos. Por conceito, pode ser uma quantidade superior a 99 batimentos cardíacos por minuto na condição de repouso.

VENTILAÇÃO PULMONAR – Refere-se à constante renovação do ar contido nos pulmões, que se realiza graças à sucessão dos movimentos respiratórios de inspiração e de expiração.

VO^2 – É o consumo máximo de oxigênio. Refere-se ao consumo máximo de oxigênio para determinada carga de trabalho. É um indicador de condicionamento físico.

Coleção **L&PM** POCKET

1. Catálogo geral da Coleção
2. Poesias – Fernando Pessoa
3. O livro dos sonetos – org. Sergio Faraco
4. Hamlet – Shakespeare/ trad. Millôr
5. Isadora, frag. autobiográficos – Isadora Duncan
6. Histórias sicilianas – G. Lampedusa
7. O relato de Arthur Gordon Pym – Edgar A. Poe
8. A mulher mais linda da cidade – Bukowski
9. O fim de Montezuma – Hernan Cortez
10. A ninfomania – D. T. Bienville
11. As aventuras de Robinson Crusoé – D. Defoe
12. Histórias de amor – A. Bioy Casares
13. Armadilha mortal – Roberto Arlt
14. Contos de fantasmas – Daniel Defoe
15. Os pintores cubistas – G. Apollinaire
16. A morte de Ivan Ilitch – L. Tolstoi
17. A desobediência civil – D. H. Thoreau
18. Liberdade, liberdade – F. Rangel e M. Fernandes
19. Cem sonetos de amor – Pablo Neruda
20. Mulheres – Eduardo Galeano
21. Cartas a Théo – Van Gogh
22. Don Juan – Molière – Trad. Millôr Fernandes
24. Horla – Guy de Maupassant
25. O caso de Charles Dexter Ward – Lovecraft
26. Vathek – William Beckford
27. Hai-Kais – Millôr Fernandes
28. Adeus, minha adorada – Raymond Chandler
29. Cartas portuguesas – Mariana Alcoforado
30. A mensageira das violetas – Florbela Espanca
31. Espumas flutuantes – Castro Alves
32. Dom Casmurro – Machado de Assis
34. Alves & Cia. – Eça de Queiroz
35. Uma temporada no inferno – A. Rimbaud
36. A corresp. de Fradique Mendes – Eça de Queiroz
38. Antologia poética – Olavo Bilac
39. Rei Lear – W. Shakespeare
40. Memórias póstumas de Brás Cubas – M. de Assis
41. Que loucura! – Woody Allen
42. O duelo – Casanova
44. Gentidades – Darcy Ribeiro
45. Mem. de um Sarg. de Milícias – M. A. de Almeida
46. Os escravos – Castro Alves
47. O desejo pego pelo rabo – Pablo Picasso
48. Os inimigos – Máximo Gorki
49. O colar de veludo – Alexandre Dumas
50. Livro dos bichos – Vários
51. Quincas Borba – Machado de Assis
52. O exército de um homem só – Moacyr Scliar
53. Frankenstein – Mary Shelley
54. Dom Segundo Sombra – Ricardo Güiraldes
55. De vagões e vagabundos – Jack London
56. O homem bicentenário – Isaac Asimov
57. A viuvinha – José de Alencar
58. Livro das cortesãs – Org. de Sergio Faraco
60. Últimos poemas – Pablo Neruda
61. A moreninha – Joaquim Manuel de Macedo
62. Cinco minutos – José de Alencar
63. Saber envelhecer e a amizade – Cícero
64. Enquanto a noite não chega – J. Guimarães
65. Tufão – Joseph Conrad
66. Aurélia – Gérard de Nerval
67. I-Juca-Pirama – Gonçalves Dias
68. Fábulas de Esopo
69. Teresa Filósofa – Anônimo do Séc. XVIII
70. Avent. inéditas de Sherlock Holmes – A. C. Doyle
71. Quintana de bolso – Mario Quintana
72. Antes e depois – Paul Gauguin
73. A morte de Olivier Bécaille – Émile Zola
74. Iracema – José de Alencar
75. Iaiá Garcia – Machado de Assis
76. Utopia – Tomás Morus
77. Sonetos para amar o amor – Camões
78. Carmem – Prosper Mérimée
79. Senhora – José de Alencar
80. Hagar, o horrível 1 – Dik Browne
81. O coração das trevas – Joseph Conrad
82. Um estudo em vermelho – Conan Doyle
83. Todos os sonetos – Augusto dos Anjos
84. A propriedade é um roubo – P.-J. Proudhon
85. Drácula – Bram Stoker
86. O marido complacente – Sade
87. De profundis – Oscar Wilde
88. Sem plumas – Woody Allen
89. Os bruzundangas – Lima Barreto
90. O cão dos Baskervilles – Conan Doyle
91. Paraísos artificiais – Charles Baudelaire
92. Cândido, ou o otimismo – Voltaire
93. Triste fim de Policarpo Quaresma – Lima Barreto
94. Amor de perdição – Camilo Castelo Branco
95. Megera domada – Shakespeare/Millôr
96. O mulato – Aluísio Azevedo
97. O alienista – Machado de Assis
98. O livro dos sonhos – Jack Kerouac
99. Noite na taverna – Álvares de Azevedo
100. Aura – Carlos Fuentes
102. Contos gauchescos e Lendas do sul – Simões Lopes Neto
103. O cortiço – Aluísio Azevedo
104. Marília de Dirceu – T. A. Gonzaga
105. O Primo Basílio – Eça de Queiroz
106. O ateneu – Raul Pompéia
107. Um escândalo na Boêmia – Conan Doyle
108. Contos – Machado de Assis
109. 200 Sonetos – Luis Vaz de Camões
110. O príncipe – Maquiavel
111. A escrava Isaura – Bernardo Guimarães
112. O solteirão nobre – Conan Doyle
114. Shakespeare de A a Z – W. Shakespeare

115. **A relíquia** – Eça de Queiroz
117. **O livro do corpo** – Vários
118. **Lira dos 20 anos** – Álvares de Azevedo
119. **Esaú e Jacó** – Machado de Assis
120. **A barcarola** – Pablo Neruda
121. **Os conquistadores** – Júlio Verne
122. **Contos breves** – G. Apollinaire
123. **Taipi** – Herman Melville
124. **Livro dos desaforos** – Org. de S. Faraco
125. **A mão e a luva** – Machado de Assis
126. **Doutor Miragem** – Moacyr Scliar
127. **O penitente** – Isaac B. Singer
128. **Diários da descoberta da América** – C. Colombo
129. **Édipo Rei** – Sófocles
130. **Romeu e Julieta** – William Shakespeare
131. **Hollywood** – Charles Bukowski
132. **Billy the Kid** – Pat Garrett
133. **Cuca fundida** – Woody Allen
134. **O jogador** – Dostoiévski
135. **O livro da selva** – Rudyard Kipling
136. **O vale do terror** – Conan Doyle
137. **Dançar tango em Porto Alegre** – S. Faraco
138. **O gaúcho** – Carlos Reverbel
139. **A volta ao mundo em oitenta dias** – J. Verne
140. **O livro dos esnobes** – W. M. Thackeray
141. **Amor & morte em Poodle Springs** – Raymond Chandler & R. Parker
142. **As aventuras de David Balfour** – Stevenson
143. **Alice no país das maravilhas** – Lewis Carroll
144. **A ressurreição** – Machado de Assis
145. **Inimigos, uma história de amor** – I. Singer
146. **O Guarani** – José de Alencar
147. **Cidade e as serras** – Eça de Queiroz
148. **Eu e outras poesias** – Augusto dos Anjos
149. **A mulher de trinta anos** – Balzac
150. **Pomba enamorada** – Lygia F. Telles
151. **Contos fluminenses** – Machado de Assis
152. **Antes de Adão** – Jack London
153. **Intervalo amoroso** – A. Romano de Sant'Anna
154. **Memorial de Aires** – Machado de Assis
155. **Naufrágios e comentários** – Cabeza de Vaca
156. **Ubirajara** – José de Alencar
157. **Textos anarquistas** – Bakunin
158. **O pirotécnico Zacarias** – Murilo Rubião
159. **Amor de salvação** – Camilo Castelo Branco
160. **O gaúcho** – José de Alencar
161. **O Livro das maravilhas** – Marco Polo
162. **Inocência** – Visconde de Taunay
163. **Helena** – Machado de Assis
164. **Uma estação de amor** – Horácio Quiroga
165. **Poesia reunida** – Martha Medeiros
166. **Memórias de Sherlock Holmes** – Conan Doyle
167. **A vida de Mozart** – Stendhal
168. **O primeiro terço** – Neal Cassady
169. **O mandarim** – Eça de Queiroz
170. **Um espinho de marfim** – Marina Colasanti
171. **A ilustre Casa de Ramires** – Eça de Queiroz
172. **Lucíola** – José de Alencar
173. **Antígona** – Sófocles – trad. Donaldo Schüler
174. **Otelo** – William Shakespeare
175. **Antologia** – Gregório de Matos
176. **A liberdade de imprensa** – Karl Marx
177. **Casa de pensão** – Aluísio Azevedo
178. **São Manuel Bueno, Mártir** – Unamuno
179. **Primaveras** – Casimiro de Abreu
180. **O noviço** – Martins Pena
181. **O sertanejo** – José de Alencar
182. **Eurico, o presbítero** – Alexandre Herculano
183. **O signo dos quatro** – Conan Doyle
184. **Sete anos no Tibet** – Heinrich Harrer
185. **Vagamundo** – Eduardo Galeano
186. **De repente acidentes** – Carl Solomon
187. **As minas de Salomão** – Rider Haggar
188. **Uivo** – Allen Ginsberg
189. **A ciclista solitária** – Conan Doyle
190. **Os seis bustos de Napoleão** – Conan Doyle
191. **Cortejo do divino** – Nelida Piñon
192. **Cassino Royale** – Ian Fleming
193. **Viva e deixe morrer** – Ian Fleming
194. **Os crimes do amor** – Marques de Sade
195. **Besame Mucho** – Mário Prata
196. **Tuareg** – Alberto Vázquez-Figueroa
197. **O longo adeus** – Raymond Chandler
198. **Os diamantes são eternos** – Ian Fleming
199. **Notas de um velho safado** – C. Bukowski
200. **111 ais** – Dalton Trevisan
201. **O nariz** – Nicolai Gogol
202. **O capote** – Nicolai Gogol
203. **Macbeth** – William Shakespeare
204. **Heráclito** – Donaldo Schüler
205. **Você deve desistir, Osvaldo** – Cyro Martins
206. **Memórias de Garibaldi** – A. Dumas
207. **A arte da guerra** – Sun Tzu
208. **Fragmentos** – Caio Fernando Abreu
209. **Festa no castelo** – Moacyr Scliar
210. **O grande deflorador** – Dalton Trevisan
211. **Corto Maltese na Etiópia** – Hugo Pratt
212. **Homem do princípio ao fim** – Millôr Fernandes
213. **Aline e seus dois namorados** – A. Iturrusgara
214. **A juba do leão** – Sir Arthur Conan Doyle
215. **Assassino metido a esperto** – R. Chandler
216. **Confissões de um comedor de ópio** – T. De Quincey
217. **Os sofrimentos do jovem Werther** – Goeth
218. **Fedra** – Racine – Trad. Millôr Fernandes
219. **O vampiro de Sussex** – Conan Doyle
220. **Sonho de uma noite de verão** – Shakespeare
221. **Dias e noites de amor e de guerra** – Galean
222. **O Profeta** – Khalil Gibran
223. **Flávia, cabeça, tronco e membros** – M. Fernand
224. **Guia da ópera** – Jeanne Suhamy
225. **Macário** – Álvares de Azevedo
226. **Etiqueta na Prática** – Celia Ribeiro
227. **Manifesto do partido comunista** – Marx & Enge
228. **Poemas** – Millôr Fernandes
229. **Um inimigo do povo** – Henrik Ibsen
230. **O paraíso destruído** – Frei B. de las Casas

231. O gato no escuro – Josué Guimarães
232. O mágico de Oz – L. Frank Baum
233. Armas no Cyrano's – Raymond Chandler
234. Max e os felinos – Moacyr Scliar
235. Nos céus de Paris – Alcy Cheuiche
236. Os bandoleiros – Schiller
237. A primeira coisa que eu botei na boca – Deonísio da Silva
238. As aventuras de Simbad, o marújo
239. O retrato de Dorian Gray – Oscar Wilde
240. A carteira de meu tio – J. Manuel de Macedo
241. A luneta mágica – J. Manuel de Macedo
242. A metamorfose – Kafka
243. A flecha de ouro – Joseph Conrad
244. A ilha do tesouro – R. L. Stevenson
245. Marx - Vida & Obra – José A. Giannotti
246. Gênesis
247. Unidos para sempre – Ruth Rendell
248. A arte de amar – Ovídio
249. O sono eterno – Raymond Chandler
250. Novas receitas do Anonymus Gourmet – J.A.P.M.
251. A nova catacumba – Conan Doyle
252. O Dr. Negro – Sir Arthur Conan Doyle
253. Os voluntários – Moacyr Scliar
254. A bela adormecida – Irmãos Grimm
255. O príncipe sapo – Irmãos Grimm
256. Confissões e Memórias – H. Heine
257. Viva o Alegrete – Sergio Faraco
258. Vou estar esperando – R. Chandler
259. A senhora Beate e seu filho – Schnitzler
260. O ovo apunhalado – Caio Fernando Abreu
261. O ciclo das águas – Moacyr Scliar
262. Millôr Definitivo – Millôr Fernandes
264. Viagem ao centro da terra – Júlio Verne
265. A dama do lago – Raymond Chandler
266. Caninos brancos – Jack London
267. O médico e o monstro – R. L. Stevenson
268. A tempestade – William Shakespeare
269. Assassinatos na rua Morgue – E. Allan Poe
270. 99 corruíras nanicas – Dalton Trevisan
271. Broquéis – Cruz e Sousa
272. Mês de cães danados – Moacyr Scliar
273. Anarquistas – vol. 1 – A idéia – G. Woodcock
274. Anarquistas – vol. 2 – O movimento – G. Woodcock
275. Pai e filho, filho e pai – Moacyr Scliar
276. As aventuras de Tom Sawyer – Mark Twain
277. Muito barulho por nada – W. Shakespeare
278. Elogio à Loucura – Erasmo
279. Autobiografia de Alice B. Toklas – G. Stein
280. O chamado da floresta – J. London
281. Uma agulha para o diabo – Ruth Rendell
282. Verdes vales do fim do mundo – A. Bivar
283. Ovelhas negras – Caio Fernando Abreu
284. O fantasma de Canterville – O. Wilde
285. Receitas de Yayá Ribeiro – Celia Ribeiro
286. A galinha degolada – H. Quiroga
287. O último adeus de Sherlock Holmes – A. Conan Doyle
288. A. Gourmet em Histórias de cama & mesa – J. A. Pinheiro Machado
289. Topless – Martha Medeiros
290. Mais receitas do Anonymus Gourmet – J. A. Pinheiro Machado
291. Origens do discurso democrático – D. Schüler
292. Humor politicamente incorreto – Nani
293. O teatro do bem e do mal – E. Galeano
294. Garibaldi & Manoela – J. Guimarães
295. 10 dias que abalaram o mundo – John Reed
296. Numa fria – Charles Bukowski
297. Poesia de Florbela Espanca vol. 1
298. Poesia de Florbela Espanca vol. 2
299. Escreva certo – É. Oliveira e M. E. Bernd
300. O vermelho e o negro – Stendhal
301. Ecce homo – Friedrich Nietzsche
302. Comer bem, sem culpa – Dr. Fernando Lucchese, A. Gourmet e Iotti
303. O livro de Cesário Verde – Cesário Verde
304. O reino das cebolas – C. Moscovich
305. 100 receitas de macarrão – S. Lancellotti
306. 160 receitas de molhos – S. Lancellotti
307. 100 receitas light – H. e Â. Tonetto
308. 100 receitas de sobremesas – Celia Ribeiro
309. Mais de 100 dicas de churrasco – Leon Diziekaniak
310. 100 receitas de acompanhamentos – C. Cabeda
311. Honra ou vendetta – S. Lancellotti
312. A alma do homem sob o socialismo – Oscar Wilde
313. Tudo sobre Yôga – Mestre De Rose
314. Os varões assinalados – Tabajara Ruas
315. Édipo em Colono – Sófocles
316. Lisístrata – Aristófanes/ trad. Millôr
317. Sonhos de Bunker Hill – John Fante
318. Os deuses de Raquel – Moacyr Scliar
319. O colosso de Marússia – Henry Miller
320. As eruditas – Molière/ trad. Millôr
321. Radicci 1 – Iotti
322. Os Sete contra Tebas – Ésquilo
323. Brasil Terra à Vista – Eduardo Bueno
324. Radicci 2 – Iotti
325. Júlio César – William Shakespeare
326. A carta de Pero Vaz de Caminha
327. Cozinha Clássica – Sílvio Lancellotti
328. Madame Bovary – Gustave Flaubert
329. Dicionário do viajante insólito – M. Scliar
330. O capitão saiu para o almoço... – Bukowski
331. A carta roubada – Edgar Allan Poe
332. É tarde para saber – Josué Guimarães
333. O livro de bolso da Astrologia – Maggy Harrissonx e Mellina Li
334. 1933 foi um ano ruim – John Fante
335. 100 receitas de arroz – Aninha Comas
336. Guia prático do Português correto – vol. 1 – Cláudio Moreno
337. Bartleby, o escriturário – H. Melville
338. Enterrem meu coração na curva do rio – Dee Brown

339. Um conto de Natal – Charles Dickens
340. Cozinha sem segredos – J. A. P. Machado
341. A dama das Camélias – A. Dumas Filho
342. Alimentação saudável – H. e Â. Tonetto
343. Continhos galantes – Dalton Trevisan
344. A Divina Comédia – Dante Alighieri
345. A Dupla Sertanojo – Santiago
346. Cavalos do amanhecer – Mario Arregui
347. Biografia de Vincent van Gogh por sua cunhada – Jo van Gogh-Bonger
348. Radicci 3 – Iotti
349. Nada de novo no front – E. M. Remarque
350. A hora dos assassinos – Henry Miller
351. Flush - Memórias de um cão – Virginia Woolf
352. A guerra no Bom Fim – M. Scliar
353(1). O caso Saint-Fiacre – Simenon
354(2). Morte na alta sociedade – Simenon
355(3). O cão amarelo – Simenon
356(4). Maigret e o homem do banco – Simenon
357. As uvas e o vento – Pablo Neruda
358. On the road – Jack Kerouac
359. O coração amarelo – Pablo Neruda
360. Livro das perguntas – Pablo Neruda
361. Noite de Reis – William Shakespeare
362. Manual de Ecologia – vol.1 – J. Lutzenberger
363. O mais longo dos dias – Cornelius Ryan
364. Foi bom prá você? – Nani
365. Crepusculário – Pablo Neruda
366. A comédia dos erros – Shakespeare
367(5). A primeira investigação de Maigret – Simenon
368(6). As férias de Maigret – Simenon
369. Mate-me por favor (vol.1) – L. McNeil
370. Mate-me por favor (vol.2) – L. McNeil
371. Carta ao pai – Kafka
372. Os Vagabundos iluminados – J. Kerouac
373(7). O enforcado – Simenon
374(8). A fúria de Maigret – Simenon
375. Vargas, uma biografia política – H. Silva
376. Poesia reunida (vol.1) – A. R. de Sant'Anna
377. Poesia reunida (vol.2) – A. R. de Sant'Anna
378. Alice no país do espelho – Lewis Carroll
379. Residência na Terra 1 – Pablo Neruda
380. Residência na Terra 2 – Pablo Neruda
381. Terceira Residência – Pablo Neruda
382. O delírio amoroso – Bocage
383. Futebol ao sol e à sombra – E. Galeano
384(9). O porto das brumas – Simenon
385(10). Maigret e seu morto – Simenon
386. Radicci 4 – Iotti
387. Boas maneiras & sucesso nos negócios – Celia Ribeiro
388. Uma história Farroupilha – M. Scliar
389. Na mesa ninguém envelhece – J. A. P. Machado
390. 200 receitas inéditas do Anonymus Gourmet – J. A. Pinheiro Machado
391. Guia prático do Português correto – vol.2 – Cláudio Moreno
392. Breviário das terras do Brasil – Luis A. de Assis Brasil
393. Cantos Cerimoniais – Pablo Neruda
394. Jardim de Inverno – Pablo Neruda
395. Antonio e Cleópatra – William Shakespeare
396. Tróia – Cláudio Moreno
397. Meu tio matou um cara – Jorge Furtado
398. O anatomista – Federico Andahazi
399. As viagens de Gulliver – Jonathan Swift
400. Dom Quixote – v.1 – Miguel de Cervantes
401. Dom Quixote – v.2 – Miguel de Cervantes
402. Sozinho no Pólo Norte – Thomas Brandolin
403. Matadouro Cinco – Kurt Vonnegut
404. Delta de Vênus – Anaïs Nin
405. Hagar 2 – Dick Browne
406. É grave Doutor? – Nani
407. Orai pornô – Nani
408(11). Maigret em Nova York – Simenon
409(12). O assassino sem rosto – Simenon
410(13). O mistério das jóias roubadas – Simenon
411. A irmãzinha – Raymond Chandler
412. Três contos – Gustave Flaubert
413. De ratos e homens – John Steinbeck
414. Lazarilho de Tormes
415. Triângulo das águas – Caio Fernando Abreu
416. 100 receitas de carnes – Sílvio Lancellotti
417. Histórias de robôs: volume 1 – Isaac Asimov
418. Histórias de robôs: volume 2 – Isaac Asimov
419. Histórias de robôs: volume 3 – Isaac Asimov
420. O país dos centauros – Tabajara Ruas
421. A república de Anita – Tabajara Ruas
422. A carga dos lanceiros – Tabajara Ruas
423. Um amigo de Kafka – Isaac Singer
424. As alegres matronas de Windsor – Shakespeare
425. Amor e exílio – Isaac Bashevis Singer
426. Use & abuse do seu signo – Marília Fiorillo e Marylou Simonsen
427. Pigmaleão – Bernard Shaw
428. As fenícias – Eurípides
429. Everest – Thomaz Brandolin
430. A arte de furtar – Anônimo do séc. XVI
431. Billy Bud – Herman Melville
432. A rosa separada – Pablo Neruda
433. Elegia – Pablo Neruda
434. A garota de Cassidy – David Goodis
435. Como fazer a guerra: máximas de Napoleão
436. Poemas de Emily Dickinson
437. Gracias por el fuego – Mario Benedetti
438. O sofá – Crébillon Fils
439. O "Martín Fierro" – Jorge Luis Borges
440. Trabalhos de amor perdidos – W. Shakespeare
441. O melhor de Hagar 3 – Dik Browne
442. Os Maias (volume1) – Eça de Queiroz
443. Os Maias (volume2) – Eça de Queiroz
444. Anti-Justine – Restif de La Bretonne
445. Juventude – Joseph Conrad
446. Singularidades de uma rapariga loura – E. de Queiroz
447. Janela para a morte – Raymond Chandler
448. Um amor de Swann – Marcel Proust

449. **À paz perpétua** – Immanuel Kant
450. **A conquista do México** – Hernan Cortez
451. **Defeitos escolhidos e 2000** – Pablo Neruda
452. **O casamento do céu e do inferno** – William Blake
453. **A primeira viagem ao redor do mundo** – Antonio Pigafetta
454.(14). **Uma sombra na janela** – Simenon
455.(15). **A noite da encruzilhada** – Simenon
456.(16). **A velha senhora** – Simenon
457. **Sartre** – Annie Cohen-Solal
458. **Discurso do método** – René Descartes
459. **Garfield em grande forma** – Jim Davis
460. **Garfield está de dieta** – Jim Davis
461. **O livro das feras** – Patricia Highsmith
462. **Viajante solitário** – Jack Kerouac
463. **Auto da barca do inferno** – Gil Vicente
464. **O livro vermelho dos pensamentos de Millôr** – Millôr Fernandes
465. **O livro dos abraços** – Eduardo Galeano
466. **Voltaremos!** – José Antonio Pinheiro Machado
467. **Rango** – Edgar Vasques
468. **Dieta Mediterrânea** – Dr. Fernando Lucchese e José Antonio Pinheiro Machado
469. **Radicci 5** – Iotti
470. **Pequenos pássaros** – Anaïs Nin
471. **Guia prático do Português correto – vol.3** – Cláudio Moreno

472. **Atire no Pianista** – David Goodis
473. **Antologia Poética** – García Lorca
474. **Alexandre e César** – Plutarco
475. **Uma espiã na casa do amor** – Anaïs Nin
476. **A gorda do Tiki Bar** – Dalton Trevisan
477. **Garfield um gato de peso** – Jim Davis
478. **Canibais** – David Coimbra
479. **A arte de escrever** – Arthur Schopenhauer
480. **Pinóquio** – Carlo Collodi
481. **Misto-quente** – Charles Bukowski
482. **A lua na sarjeta** – David Goodis
483. **Recruta Zero** – Mort Walker
484. **Aline 2: TPM – tensão pré-monstrual** – Adão Iturrusgarai
485. **Sermões do Padre Antonio Vieira**

Coleção **L&PM** POCKET / Saúde

1. **Pílulas para viver melhor** – Dr. Lucchese
2. **Pílulas para prolongar a juventude** – Dr. Lucchese
3. **Desembarcando o Diabetes** – Dr. Lucchese
4. **Desembarcando o Sedentarismo** – Dr. Fernando Lucchese e Cláudio Castro
5. **Desembarcando a Hipertensão** – Dr. Lucchese
6. **Desembarcando o Colesterol** – Dr. Fernando Lucchese e Fernanda Lucchese

IMPRESSÃO:

Pallotti
GRÁFICA EDITORA
IMAGEM DE QUALIDADE

Santa Maria - RS - Fone/Fax: (55) 3220.4500
www.pallotti.com.br
com filmes fornecidos